莎曼珊‧伯爾納————著

SAMANTHA BOERNER

謝明珊————譯

加速燃脂瘦身的 芳香療法

運用 7 支精油和 63 種配方，
讓瘦身效果大躍進，消除腰部與大腿的頑固脂肪！

ESSENTIAL OILS
FOR PROMOTING
WEIGHT LOSS

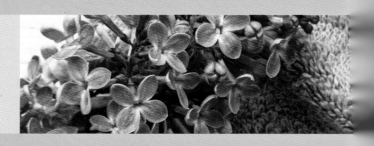

推薦序
Foreword

因為天然，所以改變一氣呵成

　　生活在現代忙碌且壓力爆棚的社會中，許多人不自覺地採用了少動多吃作為身心紓壓的方式，依此造就了許多人身體形態與健康分數的副作用。改善肥胖困擾，不應該只靠著飢餓少吃與疲累多動來解決，配合正確的輔助方法將能更讓每一位需要甩肉減脂的朋友事半功倍，早日獲得滿意的身材與健康。

　　《加速燃脂瘦身的芳香療法》的出版，為甩肉減脂一族帶來了一線曙光；搭配正確且安全的芳香療法用油技巧，不論是管住大胃王的嘴，或是想讓自己就此擺脫腸道卡卡危機、讓循環變得更好等，都能在香氣中找到改變的動力與成果。

　　現在，放下各種來路不明傷身又浪費錢的補充品吧！讓這本書成為您窈窕路上的最佳輔助品。

綠色光合 Phytopia 總經理 王爰懿 Joanna

目錄
CONTENTS

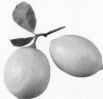

Part 1
精油與減重

1 CHAPTER

精油的基本知識與安全須知

2 CHAPTER

減重首選精油

3 CHAPTER

減重精油檔案

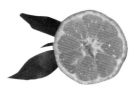

Part 2
減重神助攻配方

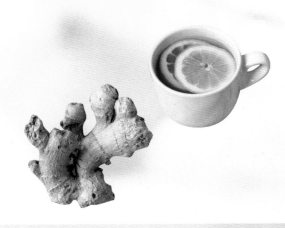

作者序

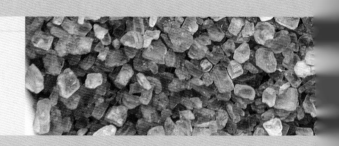

　　歡迎你，衷心感謝你選擇這本書！我是莎曼珊・伯爾納（Sammi Boerner），很榮幸可以在減重的路上協助你。我目前在明尼蘇達州的伯恩斯維爾，開設了鼠尾草身心療癒中心（Sage Mind and Body），提供個人化芳療服務、招牌芳療配方、保健生活教練服務。我擁有美國國家整體芳療協會（NAHA）芳療師初階認證，取得美國自由大學醫務管理學士學位。我會建議你合適的精油和配方，維持你的身心靈平衡，幫助你成功減重。

　　我從青春期開始，就深受焦慮、強迫症、恐慌症和失眠所苦，長年服用 3 種藥物，任憑醫療診斷掌控我的人生。直到兩年多前，一切變了調，我體重過胖，身體不健康，心情沮喪、氣憤、憂鬱，不滿意自己的工作。

　　我曾經想過要放棄，但還好我找到新的整脊師，幫助我改變人生的軌跡。

　　一開始，我只預計減 5 磅（約 2.3 公斤），連我自己都覺得辦不到，但是經過 3 個月純淨飲食（Clean eating）和運動，總共減掉 25 磅（約 11 公斤），6 個月後，我甚至減掉 50 磅（約 22 公斤）！

　　我不相信自己可以減重又維持身材（不復胖），我逢人就說我正

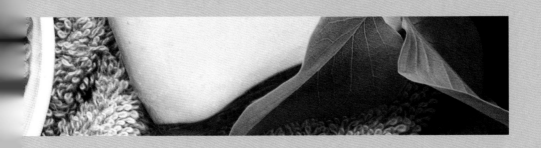

在調整生活習慣，大家也預想我維持不了多久。結果呢？我至今仍維持健康生活習慣，這感覺超棒的啦！我知道，我回不去了。

除了減重，我的心態也改變很多。我比以前更正向了，無論是內在或外在，都感覺好極了！我甚至停掉安眠藥，調降抗焦慮藥劑量，我為此投入很多心力，還有信任我自己，這些都不容易做到。

想要減重就必須控制飲食、多多運動，但是光這樣還不夠。我在減重的過程中，持續使用精油來安眠、提神、舒緩焦慮、緩解肌肉痠痛、幫助消化、促進正向感覺和思考。我等不及想分享這些幫助我的精油，希望也能夠幫大家減重，甚至帶來更多其他面向的助益。

這本書分成兩個部分。第一部分介紹精油的基礎知識和使用方法，以及有助於減重的七大精油。第二部分收錄各種配方，包括控制食慾、促進代謝、提神、排毒、幫助消化、助眠、安神。

很高興你即將踏出令人期待的一大步。減重會讓你過得更快樂，更健康。我相信你會達成目標，更認識自己的身心靈。不久後，你便會發現自己比想像的更堅強。當你達成目標，回首來時路，絕對會無比自豪！

莎曼珊・伯爾納

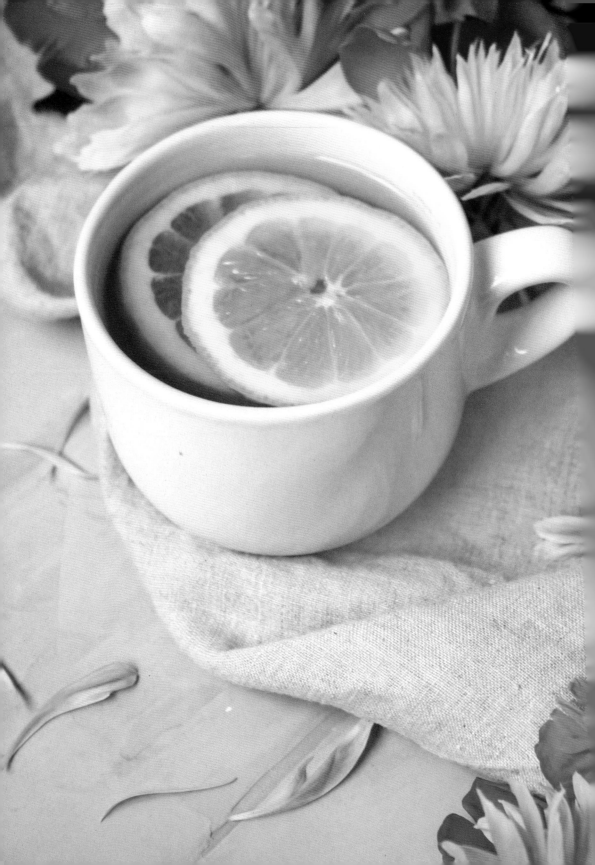

精油與減重

ESSENTIAL OILS&

WEIGHT LOSS

第一部分會介紹精油的基本知識，包括來源、安全須知和用法。

精油會幫助你減重，過著平衡的生活。等你讀完這一章，你會明白精油為什麼能夠提神、控制食慾、加速代謝、舒壓、安眠、排毒和回歸平衡。每次想到要設定目標並成功減重，就覺得遙不可及，別擔心，精油會幫助你保持平衡，讓你對自己有信心，以及持續療癒身體。

保持正面思考，帶著一顆平靜的心，持續向前邁進吧！

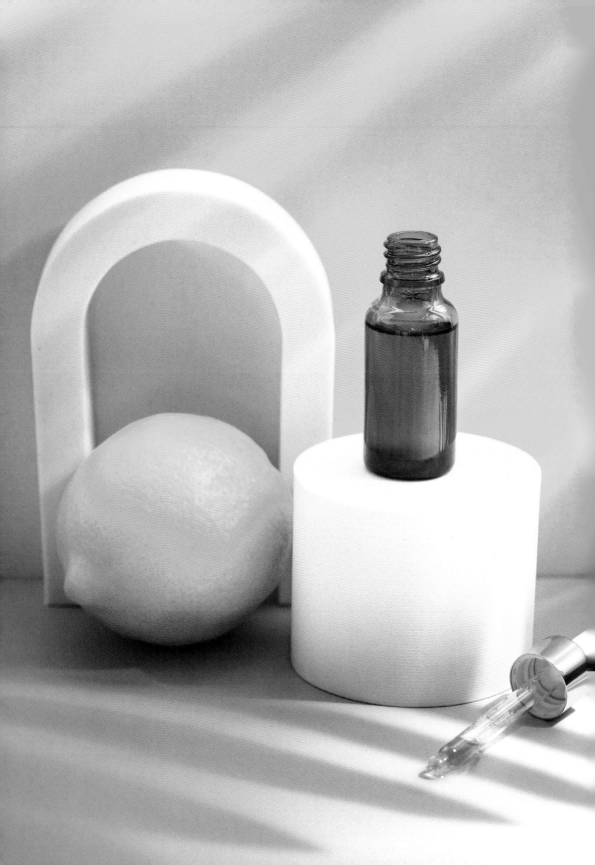

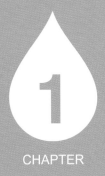

CHAPTER

精油的基本知識 與安全須知

Essential oil basics & safety

　　這一章會介紹精油基礎知識，比方何謂精油，精油的來源，精油的製造方式、精油的用法。接下來，我們會探討一般安全須知和使用方法。最後，你會學習精油對減重的助益。只要使用方法對了，精油會幫助你療癒內在和外在，別忘了你是這趟旅程的主人，你比自己想像的更有能力，相信你自己，對自己要有耐心。

什麼是精油？

精油屬於高濃度的液體，把花、木、草、葉、根、樹脂、枝、果、針葉等芳香植物物質，透過蒸餾法或壓榨法取得（待會再詳細介紹蒸餾法和壓榨法）。現在精油越來越多元，研究人員也持續研究，想找出跟藥物一樣有療效的精油。

早在西元前 5,000 年，美索不達米亞人就把芳香植物用於宗教儀式和醫療用途，也會燃燒葉子、木頭和枝條，用來療癒身心和保護能量。古埃及人從植物萃取油脂，同樣也偏向宗教和療癒用途。直到西元 18 世紀，大家才開始把芳香植物、香脂、木頭和樹脂製成我們熟知的精油。

人類透過把草藥用於醫療，逐漸體會芳香植物驚人的益處和療效。精油和芳香植物會幫助放鬆，促進靈性覺醒，順暢呼吸，製作香水和防腐劑，治療燙傷、意外傷口，具有消炎作用，還可以防疫，例如：在疫區燃燒芳香植物，有助於提升免疫力，避免病毒傳播。

每一種精油都有各自的化學成分，端視植物栽培的方式和地點，植物採收的方式，萃取方式是壓榨法還是蒸餾法。雖然這本書只會簡略帶過，但仍要讓大家明白精油為何有療效。

精油的來源

芳香植物採收後，會透過蒸餾法和壓榨法萃取精油：

蒸餾法是最常見的萃取法，適用於各種植物物質，可單純以水或水蒸氣蒸餾，或者同時用水和水蒸氣蒸餾。蒸餾是透過加熱植物物質和水，形成蒸氣和精油分子。

水蒸汽會溢出蒸餾槽，經過管線的壓縮器，轉變成液體。液體再分離成純露和精油。這本書的重點是精油，而非純露。不過，大家仍要有基本概念，知道純露只是水溶液，濃度沒有精油高，可以安心內服和用在孩童身

上，以及製成溫和的護膚產品和家庭清潔用品，治療皮疹和傷口。

壓榨法又稱冷壓法，只適合萃取柑橘類精油。當你擠壓柳橙的果皮，等於是在壓榨植物物質，釋放出精油分子。壓榨法或冷壓法是對果皮施壓，釋放果皮中的精油，但少了加熱這道手續，並不會產生純露。

現代精油

精油越來越普遍，相關研究正在幫助大家認識這些芳香植物真正的潛力，目前證明精油有諸多好處和用途，下列症狀皆可以透過精油改善：

- ▶ 粉刺
- ▶ 焦慮
- ▶ 關節炎
- ▶ 慢性疲勞
- ▶ 便秘
- ▶ 憂鬱

- ▶ 腹瀉
- ▶ 濕疹
- ▶ 頭痛
- ▶ 荷爾蒙失衡
- ▶ 免疫問題

精油也適合製作美容產品、清潔用品和個人保養品，可單獨使用，亦可添加至身體油、清潔劑、乳霜、護膚油、凝膠、舒緩膏、磨砂膏和噴霧中，加上精油濃度高，一點點就有效。

你可能心想：「一小瓶精油怎麼可能治好這些毛病？」我要澄清一下：**精油並不會治癒或治療疾病**，但是精油很強大，可以舒緩症狀，維持身體平衡。

這本書會鎖定精油的減重效果，但精油**並不會**直接減輕你的體重，而是會幫助你提神、控制食慾、促進代謝、舒緩焦慮、安眠、排毒和體內清理，為你的身體和日常生活維持平衡。

 精油減重法必備的材料和工具

你們家早就有一些減重用品，但可能還需要添購下列清單。這本書收錄了各種**減重神助攻配方**，製作過程中會用到精油和下列材料：

蘆薈凝膠

我們會用蘆薈凝膠製作「活

力沐浴露」（第 69 頁），如果你覺得懶洋洋，這款沐浴露會開啟你全新的一天，也適合在運動前後使用。

小蘇打

如果你是偏好淋浴的人，應該會想買小蘇打，這是「深度放鬆淋浴球」（第 111 頁）的靈魂，我個人會在睡前使用，在忙了一整天之後，使用淋浴球好好放鬆一下。

卡斯提亞橄欖液態皂

卡斯提亞橄欖液態皂也是「活力沐浴露」（第 69 頁）的材料之一，這是絕佳的清潔用品，完全沒有市售身體沐浴露的毒素。

檸檬酸

這在大多數健康食品店和部分大型賣場買得到，也是「深度放鬆淋浴球」（第 111 頁）的主要材料。

瀉鹽

瀉鹽超適合排毒、沖洗毒素和降低發炎，這本書有一些配方會用到，例如「排毒磨砂膏」（第 81 頁）、「淨化沐浴鹽」（第 80 頁）和「舒緩緊繃沐浴鹽」（第 110 頁）。

喜馬拉雅粉紅鹽

喜馬拉雅粉紅鹽很適合疏通堵塞，舒緩肌肉痙攣和緊繃，平衡體內酸鹼值，甚至有抗老效果。「運動前專用鹽療呼吸瓶」（第 61 頁）、「淨化甦活沐浴鹽」（第 79 頁）、「洗去一身疲憊沐浴鹽」（第 109 頁）都會用到喜馬拉雅粉紅鹽，放鬆效果極強，建議一邊深呼吸。

無香乳液

「抗拒零食護手霜」（第 54 頁）和「肌肉止痛軟膏」（第 67 頁）都是用無香乳液調和精油。

植物甘油

這是「活力沐浴露」（第69頁）的材料，你可以選擇放或不放。有添加甘油的沐浴露，肌膚洗完會覺得清潔、清新和滋潤。甘油在大多數健康食品店都買得到，如果買不到也不用擔心，不添加甘油的沐浴露也很棒！

其他工具

擴香儀：擴香儀有各式種類、形狀和尺寸，這本書收錄的配方專為超音波擴香儀而設計，這種擴香儀會混合水和精油，在室內噴發芳香薄霧。

按壓給皂瓶（容量 360ml）：一定要塑膠材質，畢竟要放在淋浴間，玻璃易碎材質不太適合。

拋棄式塑膠滴管：有很多尺寸，最小單位可以測量到毫升，手工藝材料行和網路上都買得到（如果你的測量單位超過 10ml，最好換成量筒）。

玻璃滴管瓶（容量 60ml）：這種玻璃瓶的瓶蓋附滴管，適合裝按摩油和身體油，別忘了選用深色瓶子，以免陽光直射精油。

玻璃滴塞瓶（容量 10ml）：大多數精油都裝在滴塞瓶，而非滴管瓶。這種瓶口插著滴塞，一來避免精油氧化，二來方便調製配方。

玻璃噴霧瓶（容量 60ml）：「淨化保護噴霧」（第68頁）需要附噴嘴的玻璃瓶，記得選用深色的瓶身，以免精油配方曬到陽光。

鼻吸棒：精油鼻吸棒是內含棉棒的塑膠管，以棉棒吸收精油，每次使用後記得鎖緊瓶蓋。

標籤：做任何精油產品都要記得貼標籤，清楚標註名稱和材料。如果沒有馬上使用，記得還要標註製作日期。鑑於各種材料的保存期限不一，就連

「保存期限」也要一併寫上。

梅森瓶（容量 240ml）：沐浴鹽和磨砂膏都可以裝在梅森瓶，這本書的配方會做到 240ml（8 oz），但如果你家有更大容量的梅森瓶，不妨直接拿來用。

塑膠擠壓瓶（附掀蓋）：適合裝乳液或軟膏。

滾珠瓶（容量 10ml）：適合隨身攜帶塗抹，最好選用附不鏽鋼滾珠的深色瓶，深色瓶可避免陽光直射，不鏽鋼滾珠比較好塗抹。

保存

正確的保存方式才能夠延長精油的保存期限，避免提前氧化。精油放久了，難免會接觸氧氣，因而氧化降解。一旦精油氧化，便可能刺激皮膚，導致過敏反應。精油接觸陽光，也有可能降解。下面提供幾個保存精油的妙招：

▶ 精油應該裝在深色玻璃瓶，深色會避免陽光直射，最常見的深色瓶為茶色和深藍色，但其他深色瓶也可以，記得不要把瓶子放在陽光直射的地方。

▶ 如果要調製精油用品，以玻璃容器為佳，不含雙酚 A（BPA）的塑膠瓶亦可。

▶ 精油要放在陰涼的地方，尤其是柑橘類精油。柑橘類精油容易氧化，一旦氧化就會刺激皮膚，最好放冰箱冷藏。

▶ 每次使用完畢，都要鎖緊精油瓶，以免氧化。

▶ 精油瓶最好是附滴塞的，以免不小心倒出太多精油，也方便調製精油用品。

基底油

基底油是精油配方的靈魂，為什麼呢？基底油（主要是植物油、堅果油和種子油）可以幫助身體吸收精油。精油濃度較高，經過基底油稀釋後，比較不容易刺激皮膚。此外，基底油富含脂溶性維生素（包括維生素 A、

Ｄ、Ｅ）和必需脂肪酸，可維持肌膚色調、質地和彈力。下面介紹 5 種常見的基底油及其優點：

杏仁油：適合各種膚質，可保護、柔嫩、舒緩和滋養肌膚，幫助傷口和割傷癒合，放鬆調理肌膚，減少老化斑點，甚至逆轉曬傷。杏仁油塗在皮膚上，很快就被吸收了，只不過會有油膩感。顏色是淡黃色，幾乎沒有氣味，質地溫和，適合調製臉部和身體用油。

酪梨油：適合敏感乾燥的熟齡肌或脆弱肌膚，富含抗氧化物，抗老效果強，還可以保濕、舒緩、緊實、消炎，尤其是抗發炎的特質，對於粉刺、濕疹和牛皮癬格外有效。肌膚好吸收，會在皮膚表層形成保護膜。顏色為淡黃色，有淡淡的香味。

椰子油：適合乾燥受損肌膚，呈現白色，比其他基底油濃稠，跟酪梨油一樣富含抗氧化物，所以有抗老效果。質地輕盈，肌膚好吸收，毫無油膩感。如果是容易長粉刺的肌膚，千萬不要每天使用椰子油，否則會堵塞毛孔，形成斑點，雖然不一定會這樣，但如果有疑慮就不要使用！椰子油極為滋潤，肌膚塗抹後會瞬間柔嫩。

荷荷芭油：適合各種膚質，尤其是痘痘肌、混合性和油性肌膚，可以清理堵塞的毛孔。質地輕盈，呈現淡黃色，無味。荷荷芭油極為保濕，但絲毫不油膩。質地溫和，有助於除疤、抗皺和消除妊娠紋。富含維生素 E，也可以舒緩燙傷和療癒傷口。

芝麻油：比上述 4 種植物油濃郁，可以滲透肌膚，進入深層組織。有舒緩和抗發炎效果，適用於關節炎、濕疹和牛皮癬等病症，以及肌肉痠痛。有抗菌和抗病毒效果，適合治療粉刺、香港腳、帶狀皰疹等皮膚感染。芝麻油還會促進身體循環，改善橘皮組織。呈現深黃色，氣味濃烈。

 安全須知和稀釋

精油屬於高濃度的芳香植物

物質，一定要注意安全，下列是一般安全須知：

▶ **絕對要稀釋**：大家總以為精油越多越好吧？我自己有切身之痛，所以希望大家使用精油前，務必先學會正確稀釋精油。精油稀釋不當，可能會刺激皮膚或黏膜，導致過敏反應、長期過敏和光敏性（對陽光敏感），但只要好好稀釋，精油不僅用量省，也比較有效。**千萬不要把未稀釋的純精油塗在皮膚上。**

▶ **絕對要清楚精油的品質**：這批精油的芳香植物在哪裡栽培採收的呢？有機栽培嗎？還是野生的呢？還是有噴灑農藥呢？購買前務必看清楚產品說明，也不要輕信治療級、專業級或醫療級等廣告用語。

▶ **精油不可以接觸眼睛**：每次塗完精油，都記得洗手。

▶ **注意光敏性**：如果使用光敏性精油，塗抹後 12 小時內避免照射陽光，否則肌膚接觸紫外線，恐會變色和灼傷。我會特別標註內含光敏性精油的配方（舉凡有檸檬和葡萄柚精油），但以後你自己設計配方，必須學會辨識哪些精油有光敏性。

▶ **避免長期使用同一種精油**：避免皮膚過敏。

▶ **避免孩童拿到精油**：建議放在高處或不易開啟的精油盒裡。

稀釋表

基底油 ＼ 精油 濃度	0.5% 稀釋濃度	1% 稀釋濃度	2% 稀釋濃度	3% 稀釋濃度	4% 稀釋濃度	5% 稀釋濃度
5ml=1 小匙=1/6 盎司		1 滴	2 滴	3 滴	4 滴	5 滴
10ml=2 小匙=1/3 盎司	1 滴	2 滴	4 滴	6 滴	8 滴	12 滴
15ml=3 小匙=1/60ml	2 滴	3 滴	6 滴	9 滴	12 滴	18 滴
30ml=6 小匙=1 盎司	4 滴	6 滴	12 滴	18 滴	24 滴	36 滴
60ml=12 小匙=2 盎司	8 滴	12 滴	24 滴	36 滴	48 滴	72 滴
120ml=24 小匙=4 盎司	16 滴	24 滴	48 滴	72 滴	96 滴	144 滴

危險精油和高危險族群

　　如果要把精油用在嬰兒、寵物或孕婦身上，記得先諮詢過醫師或合格芳療師。精油用在孩童和老人身上，也要特別小心。部分精油稀釋後，仍有刺激皮膚的風險，使用前務必看清楚標示和用法，凡是有疑慮就不要使用。

安全調配精油用品

　　每次調製精油用品，一定要先混合精油，然後再加入基底（基底油、乳液或凝膠），這樣才能充分混合精油。大致上調配精油的過程十分安全，但務必做好稀釋的步驟，才可以塗抹在皮膚上。

 安全劑量和塗抹

　　精油安全劑量取決於你想製作的產品，以及你決定的用法。這本書主要秉持下列的稀釋濃度通則：

0.5%稀釋濃度

　　最適合皮膚較薄或較敏感的人。

1%稀釋濃度

　　最適合製作臉部凝膠或乳霜，以及讓孩童和孕婦使用。

2%～4%稀釋濃度

　　最常見的稀釋比例，適用於按摩油、身體油、護膚油、乳霜、乳液和一般保養品，稀釋比例從 2%到 4%不等，端視你對產品的期待而定。

5%稀釋濃度

　　適用於局部的治療、軟膏、療傷和肌肉痠痛。

10%稀釋濃度

　　適用於肌肉痠痛或劇烈疼痛，但僅限偶爾急症使用，否則長期使用 10%濃度會引發皮膚過敏。

塗抹皮膚

塗抹精油時，精油必須先稀釋過，或者調和基底油、凝膠、水或軟膏。精油適用於焦慮、燙傷、循環不佳、憂鬱、疲勞、頭痛、免疫低下、發炎、失眠、關節疼痛、偏頭痛、肌肉疼痛和緊繃、皮膚問題、扭傷、壓力和靜脈曲張。精油也可以加入身體油、清潔用品、化妝水、沐浴鹽、磨砂膏、凝膠和軟膏中。

皮膚主要分成三層，可以吸收精油，把精油導入體內，產生療癒效果。說到塗抹精油最有效的部位，莫過於腳掌，因為腳掌的毛孔大，吸收快，皮膚也不容易過敏。依據反射療法，腳底每一個區塊都跟臟腑器官有關（例如：大拇指連結腦部、松果體和腦下垂體）。

塗抹精油產品之前，務必先測試皮膚是否會過敏，也就是取出一點點塗在你的前臂內側，靜待 24 小時，如果沒有任何反應，表示可以正常使用。反之，如果有反應的話，立即停止使用，並接受醫師診治。**皮膚測試非做不可**，就連使用稀釋過的精油，或者內含精油的乳液、凝膠、按摩油或護膚油，都不得省略皮膚測試。

嗅吸

嗅吸是吸入芳香物質，最廣為人知的就是緩解焦慮、憂鬱、頭痛、失眠、偏頭痛、反胃、呼吸道問題和壓力等。透過擴香儀、聞香瓶、掌心包覆鼻子、鹽療或熱蒸氣都屬於嗅吸的範圍。擴香是把精油分子擴散到空氣中，有些精油確實會消毒空氣。

至於嗅吸精油瓶，掌心包覆鼻子，或者嗅吸鼻吸棒，則適合舒緩情緒痛苦，或者在冥想時加深呼吸。鼻吸棒也適合隨身攜帶，體積小又好用。鹽療法和蒸氣嗅吸法適合呼吸道問題，例如鼻塞、鼻竇炎和呼吸道感染。

內服

一小滴精油所含有相當高的植物質量！部分精油直接內服，

可能對身體有毒。內服精油必須經過多年的訓練，最好要諮詢有內服專業的合格芳療師。

即使精油瓶標示可以內服，仍要諮詢過醫師或芳療師。這本書並不建議你內服精油。

只要用法安全沒問題，精油和芳療屬於整體療法，絕對會創造體內平衡。

當你的身心越平衡，身體越可能減重。這條路並不好走，但你終究會發現自己更快樂、更有自信、更堅強。

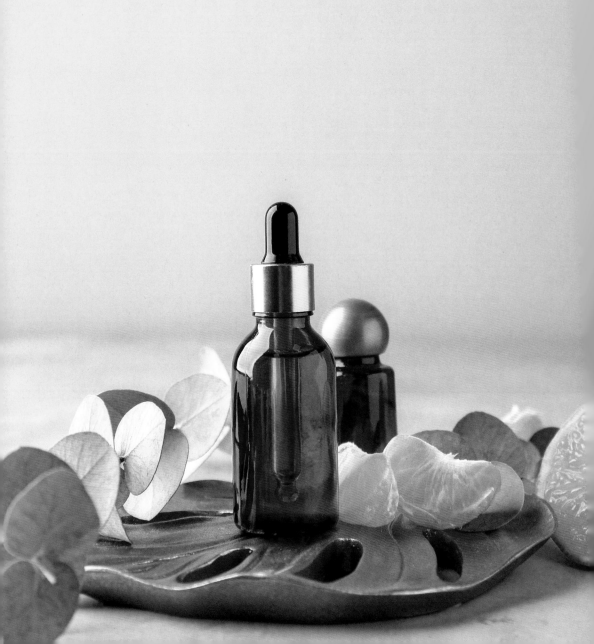

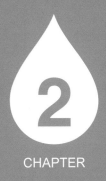

2

CHAPTER

減重首選精油

Promoting weight loss with
essential oils

　　精油是幫助你克服減重路上的任何阻礙，不管是疲憊、飢餓、
易怒、懶散、生氣、沮喪或便秘，或是皮膚不舒服，精油都可以幫
你！精油是你一路上不可或缺的減重利器。

精油如何幫助減重？

你有沒有過這些經驗呢？該做的都做了，體重卻不見起色？減重遇到了瓶頸？減重失去了最初的動力？

精油有下列的好處：

▶ 提神效果，你才不會老是覺得累。

▶ 加強代謝，可以燃燒熱量和促進減重。

▶ 緩解焦慮情緒。

▶ 澄清思緒，讓你專心減重。

▶ 創造日常生活的平衡。

▶ 創造身體的平衡。

▶ 抑制嘴饞，你才不會一直想吃鹹食或甜食。

▶ 運動前提振活力，讓你充分發揮實力。

▶ 改善皮膚的質地、彈性和色調。

▶ 在早晨提振精神，每天都有好開始。

▶ 克服你減重路上的任何挑戰與阻礙。

▶ 減少身體發炎，緩解關節疼痛。

▶ 減少腸道發炎，你才不會脹氣。

▶ 調節消化功能，促進排便順暢。

▶ 舒緩運動前後的肌肉痠痛。

▶ 紓解壓力。

▶ 讓身體放鬆，睡眠會更深層，獲得充分休息。

▶ 壓抑食慾，以免暴飲暴食或吃零食。

精油的可能性無可限量！

減重壓力大，光是想到過程就退避三舍。大家總是把焦點放在結果，希望直接就跳到終點，不可能有這種好事啦！怎樣**才有可能**呢？設定目標，相信你自己，盡人事聽天命。放下控制欲並不容易，但只要你對過程有信心，你會更加認識自己和身體。你遠比你想像的更堅強！當你達

成目標，回首來時路，你會無比自豪。

2 年前的我，比現在多了 50 磅（約 22 公斤），不滿意自己的人生，不喜歡自己的身體，老是覺得沮喪、傷心和焦慮，而且孤單極了！大家明明都在我身邊，但因為我不愛自己，所以也不接納別人的愛。

有一天，我決定做出改變，開始去看整脊師，她幫助我一起淨化身體，我的飲食也逐漸轉為蔬食。在這段過程中，我持續使用精油，為自己提神、幫助消化、加強排毒、提振信心、澄清思緒、降低發炎和緩解焦慮。精油是我減重路上的大功臣，等不及要跟大家分享我的減重配方了。

糖，但這套飲食不一定適合每個人。近年來有無數種飲食法被提出來，你可能要花一點時間，尋找最適合你自己的飲食方式。運動也是如此，有人每天做高強度間歇訓練，但有人就是做不來。你必須親自嘗試，找出最適合你、你生活方式和你身體的運動。

當你投入時間和精力來改變飲食和運動習慣，絕對會看到成果，但沒有固定的減重時程表，也沒有神奇藥水會保證你減重或治癒。慢慢來，對自己有耐心，發動深層的改變。找到你內在的熱情，設定務實的目標，調整飲食習慣，多多做運動，試試看這本書的配方。永遠要相信自己。你可以做到的！

搭配飲食和運動……

雖然精油會幫助減重，但光靠精油還不夠。飲食和運動很重要，但沒有一體適用的方法。

舉例來說，我選擇吃純素無麩質飲食，杜絕大多數的人工

其他因素

飲食和運動不是減重的唯一因子：

▶ 你有沒有喝酒？酒精的熱量高，以致脂肪在體內快速累積。少喝酒，你絕對會看到成

果，還會避免身體發炎。

▶ 你有沒有多喝水？試著喝體重公斤數 x30ml 的水量（假設你的體重 50 公斤，每天要喝水 1500ml），如果你有運動或喝甜的飲料，還要再增加飲水量。不管是要節食或排毒，都要做好補水。

▶ 你睡眠充足嗎？睡眠品質好嗎？睡眠品質會決定你一整天的狀態。睡得好，就會更有活力和動力，心理會更正向，更願意朝著目標邁進。

▶ 你的目標和期待是否務實？設定目標很重要，但如果你的目標不切實際，一下子就會心灰意冷，沒有動力繼續前進，不妨先從小地方著手，等到你進步了，再重新調整目標。

▶ 你的飲食純淨，卻照常喝高糖分的飲料嗎？糖會導致發炎，在體內轉為脂肪，還會飆高血糖值，令你疲勞和飢餓。

▶ 你有沒有特殊的生理或遺傳疾病？這可能也會導致體重上升或下降，有任何疑慮就去問醫生吧。

▶ 你有沒有養成紓解和管控壓力的習慣？當身體面對壓力，就會轉為「戰或逃」模式，讓身體沒時間休息和消化，所以壓力會導致發炎和慢性疾病。

▶ 你的努力沒有獲得回報？體重計上的數字不減反增嗎？體重不一定是最理想的測量工具，如果你有在運動增肌，體重確實會增加，不妨試著去看「體重以外」的進步！衣服變鬆了嗎？不要只看體重，開始考慮其他測量工具吧，確認身體對減重的真實反應。

▶ 你在皮膚用了哪些產品呢？皮膚是人體最大的器官，也是其他器官的保護層，用在皮膚的產品要盡量單純和純淨。

 整體療法

芳療秉持整體療法的精神，維持身心靈平衡。整體療法不只關注整個人，還有周圍環境、壓力指數、家庭生活、職場和其他

社會因素。這本書收錄的精油配方，是為了促進身體、心靈和情緒的健康。我想幫助你找到最適合你和你身體的工具，讓你健康快樂並且達成目標。誰不想過著平衡的生活呢？人生難免會有考驗，但只要本身是平衡的，絕對可以克服人生大小事和挑戰。

精油可以提神

隨便抓個人來問，問他們最近過得如何，大家經常都抱怨又忙又累。現代人忙個不停，怪不得沒時間充電。

你可能睡眠充足，卻還是想睡。你可能不知不覺吃錯食物，也不知道自己營養不足。你平常已經夠累了，或者每次運動完都快虛脫了，所以不太做運動。你花太多心力在科技產品上。你本來很有精神，但自從調整飲食或運動，卻沒什麼精神。我們做出改變，不免精神不濟，每天都過得好辛苦。

部分精油有天然的提神激勵效果，早晨起床後使用會提神醒腦，一來適合在白天提振精神，二來在忙完一整天使用，會加強運動效果。說到提神精油，最好是透過嗅吸，或者以按摩油或乳霜的形式塗抹皮膚。嗅吸精油會立刻見效，塗抹則需要較長的等待時間，但是會停留在體內更長的時間。

這本書的提神配方使用了生薑、葡萄柚、杜松漿果、檸檬和胡椒薄荷精油，但其實佛手柑、尤加利、乳香、天竺葵、檸檬香茅、萊姆、紅橘、甜橙、迷迭香和綠薄荷也會提神。如果我想要瞬間提神，首選精油為胡椒薄荷、檸檬和甜橙，這些精油會提神，但不會興奮到無法專心。

精油會幫助你控制食慾

人一定要吃東西，但切忌飲食過量、吃零食或嘴饞。這三個可是體重控制的大忌，還好精油會幫忙克制食慾和嘴饞。情緒失衡、荷爾蒙失調、壓力、情緒波動、血糖失衡、腸道發炎和睡眠不足，都可能導致飲食過量、吃

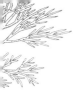

零食和嘴饞，這本書收錄的精油配方會克制你這些衝動。三餐乖乖吃，不要餓著了，但要克制正餐以外的嘴饞，以及飲食過量的衝動。

你開始調整飲食的第一週，心理、生理和情緒會提不起勁，尤其是你刻意減少熱量的攝取，精油會成為你強力的後盾。間歇性斷食做得好，對減重是有幫助的，一邊斷食，一邊使用精油，可以克制嘴饞和食慾，也可以提振活力。如果要克制過度飲食、吃零食或嘴饞，最好在吃東西前 5 分鐘嗅吸精油，直接從精油瓶嗅吸，或者合掌蓋住口鼻，又或者透過擴香儀或鼻吸棒嗅吸。塗抹也有效，例如塗在腳掌或腹部。

這本書會用到甜茴香、生薑、葡萄柚、杜松漿果、真正薰衣草、檸檬和胡椒薄荷，其實羅勒、佛手柑、肉桂、萊姆、甜橙、廣藿香、茶樹和伊蘭精油也適用，只不過肉桂精油會刺激皮膚，要小心塗抹。

精油會促進代謝

新陳代謝會隨著年紀變慢。此外，攝取熱量不足、運動不足、蛋白質或維生素 D 攝取不足、睡眠品質不佳、荷爾蒙失衡或壓力，也會影響身體代謝。新陳代謝變慢會有幾個症狀，包括體重增加、頭痛、嘴饞、消化問題、憂鬱、疲勞、食物不耐症、皮膚乾燥、難以減重、健忘。除了精油之外，讓自己睡深層一點，多喝水，做重訓，攝取適量蛋白質也會有幫助。

身體代謝慢，脂肪累積過量，便容易增生橘皮組織。橘皮組織主要是因為體內毒素排不出去，一定要多用精油按摩，促進淋巴系統引流。多按摩會刺激循環，所以有助於改善橘皮組織。

當你感到精疲力竭和疲憊不堪，一小步也前進不了，精油可以助你一臂之力。精油會促進循環、刺激身體、提振心情、幫助排毒、調節消化和抑制嘴饞，最好是透過嗅吸和塗抹。用精油瓶、掌心、擴香儀或鼻吸棒嗅

吸，或者塗抹在腳掌、腹部或按摩有橘皮組織的皮膚。

這本書介紹的促進代謝精油，包括甜茴香、生薑、葡萄柚、檸檬和胡椒薄荷，其餘還有黑胡椒、肉桂和迷迭香。我再提醒一次，塗抹肉桂精油要小心謹慎。

★定期去醫院做健康檢查。一旦發現任何異常，或者懷疑自己有嚴重健康問題，絕對要立刻就醫。安全永遠第一！精油會舒緩症狀，但是別忘了，精油並無法治癒或治療任何疾病。

精油會紓壓和助眠

壓力和睡眠密切相關，該怎麼說起呢？壓力大，就會睡不好；睡不好，又會有壓力，形成惡性循環。

如果壓力一直很大，身體會經常處於戰或逃的狀態。如果事態緊急，當然希望身體做出戰或逃的反應；但平常閒暇的時候，自然會希望身體好好「休息和消化」。身體唯有在休息和消化的時候，才會展開正常的療癒，包括消化你吃的食物，排出身體不需要的廢物，排毒，深呼吸，放慢心跳。

每個人所需要的紓壓不一樣，有的人偏好瑜伽和冥想，但有人喜愛跑步和跳舞，有很多紓壓活動都值得嘗試，例如點蠟燭、散步、跑步、唱歌、跳舞、花時間跟親朋好友相處、做一些你會笑的事情、坐在爐火邊、深呼吸、藝術創作、正向肯定、感恩、漸進式肌肉放鬆，當然還有使用精油。

改善睡眠並不容易做到，卻可以改變人生。人生有三分之一的時間都在睡覺，睡得越深層，人生態度會改觀，整個人會更有活力，身體更健康，壓力也會減輕。為了改善睡眠，最好在固定的時間上床和起床，調暗臥室的燈光（尤其是睡前），降低咖啡因攝取（尤其是傍晚以後），睡

前不吃零食，睡前做冥想，建立夜晚安眠儀式，加入芳療。

這本書收錄的紓壓精油有甜茴香、葡萄柚、杜松漿果、真正薰衣草和檸檬，安眠精油有葡萄柚、杜松漿果、真正薰衣草和檸檬，其餘還有羅勒、佛手柑、雪松、快樂鼠尾草、甜橙、廣藿香、羅馬洋甘菊、檀香、岩蘭草、依蘭。嗅吸或塗抹都可以，或者睡前來個紓壓的泡澡或淋浴，釋放一整天的疲憊，再不然就是用鼻吸棒或擴香儀嗅吸，或者把精油塗在腳掌、後頸或全身按摩。

精油會幫助排毒和淨化

所謂的排毒和淨化，就是排出你從食物和環境吸收的毒素，以及你體內長期累積的毒素。

排毒對每個人的定義不同，但排毒主要是排出令身體發炎的食物，包括精緻糖、加工食品、麩質、反式和飽和脂肪、精緻碳水化合物、酒精和乳製品。間歇性斷食、果汁排毒、蔬果排毒、純淨飲食排毒都是一些排毒淨化法。排毒的過程中，一定要設法改善睡眠、戒酒、改善壓力反應，多運動，多喝水，因為排毒有可能導致脫水。此外，乾刷去角質、油漱法、香草茶或做桑拿都是排毒法。

精油對身體排毒大有幫助。精油會幫助消化，讓身體排便順暢，避免發炎，這樣身體才可以吸收必要的養分。精油還會促進循環和淋巴系統引流，以免橘皮組織增生。這本書收錄的排毒精油有甜茴香、生薑、葡萄柚、杜松漿果、真正薰衣草和胡椒薄荷，其餘還有乳香、檸檬香茅、野馬鬱蘭、廣藿香、迷迭香和依蘭。最好是用塗抹，例如調製按摩油、磨砂膏、足浴、沐浴鹽、全身裹敷、凝膠、乳霜，甚至只是稀釋過，就直接塗在腳掌。

記住了，精油並非萬靈丹，反之精油只是輔助，我們不可能光靠精油就完成身體的排毒淨化。

排毒聽起來很可怕，想到就

令人有壓力，一不小心就可能出錯，所以要在醫師或整體療法治療師的監督下實行。我曾經在排毒的時候，把自己逼得太緊了，完全無視身體給我的訊息，硬是把排毒做完，結果導致腎上腺疲勞，粉刺問題日益惡化。正常的排毒通常不會這樣，但如果作法錯誤就有可能了，這就是為什麼要相信自己，當你信任自己的直覺，排毒的過程會更輕鬆。放輕鬆，信任排毒的療程，聆聽身體的聲音，心態保持正向，自然而然就會排毒了。

精油會幫助你找回平衡

每個人都有自己心目中的平衡，像我就覺得平衡是感到平靜，感覺幸福，信任自我，跟自己的身心靈同步。平衡一直是我的目標，但我活了 30 個年頭，才真正感到平衡，享受每一分每一秒！

一個人不平衡，可能會不滿意自己的人生，老是追求完美，苛求自己，備感壓力，或者不懂得照顧自己。

我們都應該花時間照顧自己，找時間休息，設定務實的目標。芳療秉持著整體療法，希望大家去重視身心靈。不妨問自己下列問題：

我有沒有把心力放在真正重要的事情上？

我的目標務實嗎？

我的心理健康嗎？

我的情緒焦慮嗎？

我卡關了嗎？我有留時間給自己嗎？

我對身體有什麼期待呢？

我在撞牆期嗎？

我的身體健康嗎？

我的消化功能正常嗎？

我懂得順其自然嗎？

我信任自己嗎？

有什麼值得我感謝的事情？

我有什麼可以付出的？

我是平靜安定的人嗎？

這些問題會幫助你想像，當你統合了身、心、靈，人生會有多麼的平衡。

這本書收錄的平衡精油，包

括了甜茴香、生薑、葡萄柚、杜松漿果、真正薰衣草、檸檬和胡椒薄荷，其餘還有佛手柑、雪松、快樂鼠尾草、乳香、天竺葵、甜橙、廣藿香、羅馬洋甘菊、檀香、岩蘭草和依蘭。你可以嗅吸和擴香，製成沐浴鹽和噴霧，稀釋後塗在腳掌、手腕或後頸，或者按摩頸部和背部。

一點點小調整

你不可能瞬間減重，一切都需要時間，請對自己有耐心。你必須先有一個開始，然後逐步達成目標，看著自己的體重下降。下列是我強烈建議的步驟和小調整：

1. **設定務實的目標**。一路上不斷重新評估自己的目標。

2. **找到可以從旁輔助你身體和心靈的精油配方**。

3. **排除對你無益的食物**。逐漸戒掉加工食品，換成新鮮蔬果、果昔、綠拿鐵等。凡是會令身體發炎的食物，一律要拒吃，包括精緻糖、加工食物、麩質、

反式和飽和脂肪、精緻碳水化合物、酒精和乳製品，讓身體吸收你攝取的營養。突然要完全戒掉不太可能，但你的目標是少吃這些食物，讓自己看起來更健康，還會改善消化，提升免疫力，減少肌肉關節疼痛等。

4. **逐漸開始運動**。運動不一定是去健身房，或者每天做重訓和跑步。運動是在活動筋骨，也就是每天盡量找時間動一動。瑜伽、散步、皮拉提斯、舉重、游泳，或者跟孩子到操場跑一跑，甚至跳舞，都可以稱為運動。每天至少要運動 30 分鐘！

5. **愛自己的身體**。無論你的減重旅程走到哪裡了，永遠要信任自己。只要你有決心，你絕對做得到。健康快樂的人生，有賴你由內而外過著健康的生活。

這本書的配方

這本書的配方會提神、克制食慾、加速新陳代謝、紓壓、幫助深層睡眠、刺激排毒和淨化，收錄了各式各樣的產品配方，包

括沐浴鹽、身體油、身體裹敷、乳霜、擴香配方、鼻吸棒、按摩油、滾珠瓶、淋浴沐浴球、噴霧。

接下來，我們要介紹 7 大減重精油，一起認識這些精油的好處、安全須知和用途。我已經等不及分享這些會幫助減重的精油了！

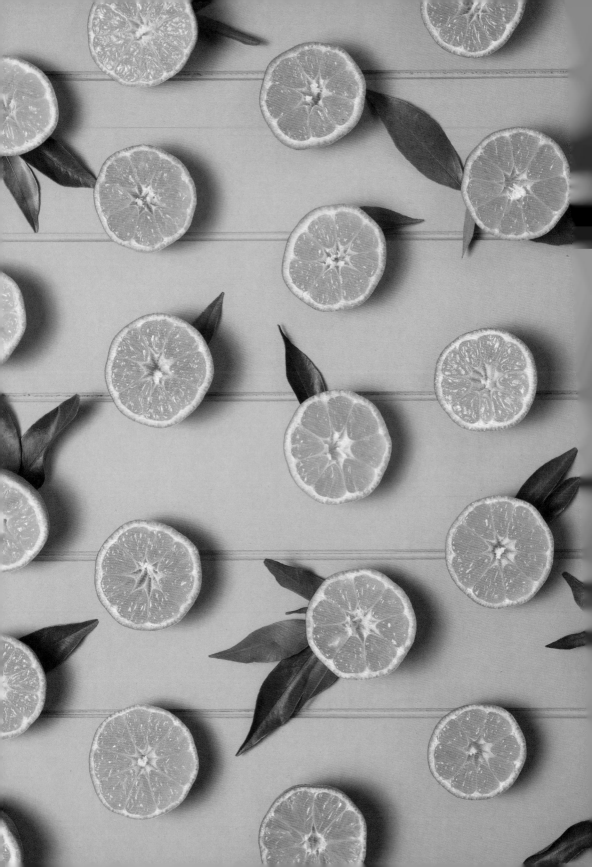

CHAPTER

減重精油檔案

Profiles of essential oils for weight loss

　　第二部分會用到的絕大部分精油，都會在第三章跟大家介紹完畢，請大家認真閱讀安全須知、益處和建議用法，每一種精油都有各自的強項，用第二部分的精油配方發揮效果。

　　不過，光憑這些精油並無法直接減重，卻可以從旁支持你，幫助你紓解壓力、抑制嘴饞、改善橘皮組織、提神、促進代謝、調節消化系統和舒緩焦慮。

💧 fennel 甜茴香

Foeniculum ulgare 甜茴香精油是種子壓碎之後，經過蒸氣蒸餾法萃取而成。甜茴香精油以幫助消化著稱，可以緩解消化不良、大腸激躁症、排氣和便秘。甜茴香也會消炎和提神。

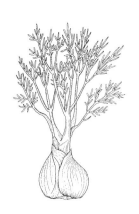

❗ 注意事項

5 歲以下孩童、孕婦和哺乳媽媽避免使用，如果有雌激素相關癌症或子宮內膜異位也要少用。如果甜茴香精油不小心氧化了，可能會導致皮膚過敏。

👍 益處

1. 加速代謝
2. 緩解脹氣
3. 安定過度活躍的心
4. 抑制食慾
5. 減少發炎
6. 利肝
7. 促進循環
8. 控制食慾
9. 提升專注力
10. 緩解水腫
11. 調節消化功能

☁ 最佳用途

食慾、鎮定、消脹氣、橘皮組織、排毒、消化、內分泌、專注力、發炎、代謝、壓力

⟳ 建議用法

甜茴香精油會幫助消化，如果你有脹氣、便秘或消化異常，不妨試試看甜茴香精油。只要有好好稀釋，就可以直接塗在皮膚，會加速代謝、促進循環和調節消化功能。如果注意力不集中，甜茴香也可以提升專注力。如果覺得累，提不起勁，甜茴香可以提神。

- 💧 滴入擴香儀或鼻吸棒嗅吸，可抑制嘴饞和食慾。
- 💧 滴入擴香儀或鼻吸棒嗅吸，可提升專注力和注意力。
- 💧 以基底油稀釋，按摩痠痛的肌肉或關節。
- 💧 以基底油稀釋，按摩腹部，可舒緩消化不適。順時針按摩會舒緩便秘，逆時針按摩會舒緩腹瀉。

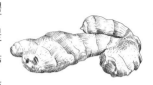 ginger 生薑

Zingiber officinale 生薑精油是根部經過蒸氣蒸餾法萃取而成,以腸道消炎功效著稱,讓身體有餘裕吸收從食物攝取的營養,還有提神、提升專注力和促進心理健康等許多好處。生薑帶給人溫熱的感覺,加上從植物的根部萃取,適合在人生低潮給予支持和力量。

注意事項

沒有安全疑慮

益處

1. 幫助消化
2. 加速代謝
3. 澄清思路
4. 克制嘴饞
5. 提升專注力
6. 提神振奮
7. 排出毒素
8. 提升內在動力
9. 接地氣
10. 消炎
11. 緩解反胃

最佳用途

食慾、消脹氣、澄清思路、排毒、消化、活力、專注力、發炎、代謝、內在動力、反胃、疼痛

建議用法

生薑精油按摩腹部,可以幫助消化和加速代謝,還可以給人力量,鼓勵人腳踏實地,也會澄清思路和提升專注力。生薑精油在減重的過程中,會幫助你克制嘴饞。我特別喜歡在過渡期使用生薑精油,給予我必要的清晰思路、支持或接地氣。

- 用生薑精油泡澡,可以加速代謝。
- 滴在擴香儀或鼻吸棒嗅吸,可以克制食慾。
- 人生變動期使用生薑精油擴香,可以保持思路清晰。
- 以基底油稀釋,按摩腹部,可以幫助消化。順時針按摩會舒緩便秘,逆時針按摩會舒緩腹瀉。

🌢 grapefruit 葡萄柚

Citrus x paradisi 　葡萄柚是果皮經過壓榨或蒸氣蒸餾萃取而成，以提振效果著稱，除了會提神，還可以緩解焦慮和憂鬱的症狀。葡萄柚精油也會幫助消化，促進身體代謝。

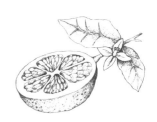

❗ 注意事項

　　以壓榨法萃取的葡萄柚精油，具有光敏性，塗抹後 12 小時內不得曬太陽。如果葡萄柚精油不小心氧化了，可能會刺激皮膚反應，一定要存放在陰涼處，最好放冰箱冷藏。

👍 益處

1. 紓解壓力
2. 在人生低潮提振心情
3. 分解脂肪
4. 提神
5. 促進新陳代謝
6. 控制食慾和嘴饞
7. 促進淋巴引流
8. 改善橘皮組織
9. 改善水腫
10. 調節消化功能
11. 舒緩焦慮和憂鬱的症狀

💧 最佳用途

　　焦慮、食慾、鎮定、橘皮組織、憂鬱、排毒、消化、活力、代謝、睡眠、壓力

⭕ 建議用法

　　一大早使用葡萄柚精油，不僅會提神，還會抑制一整天的食慾。用葡萄柚精油按摩皮膚，可以改善橘皮組織，防止脂肪在體內堆積。葡萄柚也會平衡心情，如果感到焦慮或憂鬱，不妨用看看葡萄柚精油。

- 🌢 用葡萄柚精油泡澡，可以卸下一整天的壓力和疲憊。
- 🌢 滴到擴香儀和鼻吸棒嗅吸，可以提神。
- 🌢 以基底油稀釋，按摩有橘皮組織的部位。
- 🌢 滴到擴香儀和鼻吸棒嗅吸，可以克制食慾和嘴饞。

💧 Juniper berry 杜松漿果

Juniperus communis 　杜松漿果精油是果實經過蒸氣蒸餾法萃取而成，以排毒和淨化的效果著稱，也可以淨化空氣和肌膚。如果有消化問題，例如便秘、腹瀉、腹痛和腹脹，不妨試試看杜松漿果精油。

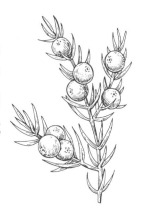

❗ 注意事項

　　如果杜松漿果精油不小心氧化了，恐怕會導致皮膚過敏，所以要記得放在陰涼處，最好放冰箱冷藏。

😊 益處

1. 提神
2. 安定神經系統
3. 控制食慾
4. 克制嘴饞
5. 緩解脹氣
6. 排出毒素
7. 改善橘皮組織
8. 改善水腫
9. 調節消化系統
10. 舒緩焦慮和壓力
11. 加強肝腎功能

❤ 最佳用途

　　焦慮、食慾、脹氣、鎮定、橘皮組織、排毒、消化、提神、水腫、發炎、疼痛、放鬆、睡眠、壓力

👍 建議用法

　　塗抹杜松漿果精油會加強排毒，排出體內毒素。杜松漿果精油擴香也有鎮定效果，讓人腳踏實地，同時會克制食慾和嘴饞。減重的過程中，最重要的是保持平衡，杜松漿果也有這個好處。

💧 滴到擴香儀和鼻吸棒嗅吸，可以克制嘴饞。

💧 壓力大或冥想時，以杜松漿果精油擴香，可以加深跟內在的連結。

💧 以基底油稀釋後，按摩有橘皮組織的部位。

💧 以基底油稀釋按摩肌膚，可以去除雜質，以及安定神經系統。

● lavender 真正薰衣草

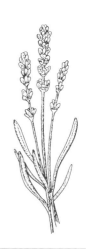

Lavandula angustifolia 真正薰衣草精油是頂生花序經過蒸氣蒸餾法萃取而成，以多用途著稱，性質極為溫和，一打開精油瓶蓋，就帶給人放鬆的感覺。減重難免會有壓力、恐懼和焦慮，這些都會干擾睡眠。睡不好，體重會降不下來，而真正薰衣草剛好會幫助睡眠。

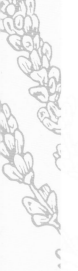

● 注意事項

沒有安全疑慮

● 益處

1. 舒緩頭痛
2. 安定神經系統
3. 克制飲食過量
4. 克制嘴饞
5. 舒緩焦慮和憂鬱
6. 改善橘皮組織
7. 促進深層睡眠
8. 鎮靜過度活躍的心
9. 消炎
10. 調節消化功能
11. 舒緩肌肉關節痛

● 最佳用途

焦慮、食慾、鎮定、橘皮組織、憂鬱、排毒、消化、發炎、放鬆、睡眠、壓力

● 建議用法

真正薰衣草精油簡直是萬用！說到減重，真正薰衣草主要會放鬆心情，絕對是減重路上的好夥伴，塗抹身體可以調節消化系統，放鬆心情，消炎，促進深層睡眠和舒緩頭痛，另外會克制嘴饞和飲食過量，安神，舒緩焦慮和憂鬱。

● 用真正薰衣草精油泡澡會促進深層睡眠和放鬆。

● 滴在擴香儀或鼻吸棒，可以紓解一整天的壓力和焦慮。

● 以基底油稀釋按摩腹部，可以舒緩腹部緊繃。

● 以基底油稀釋按摩全身，可以舒緩肌肉關節疼痛。

💧 lemon 檸檬

Citrus x limon　　檸檬精油是果皮經過壓榨法和蒸氣蒸餾法萃取而成，以提神和振奮的效果著稱，可以安定靜不下來的心。檸檬精油的用途廣泛，對於心理、情緒和生理都有幫助，也會自然排出身體毒素，舒緩水腫。

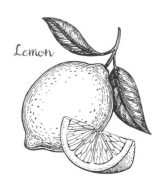

Lemon

❗ 注意事項

　　壓榨法萃取的檸檬精油有光敏性，塗抹後 12 小時內避免曬太陽。如果檸檬精油不小心氧化了，恐怕會引發皮膚反應，一定要保存在陰涼處，最好放冰箱冷藏。

🔅 益處

1. 紓壓
2. 提神
3. 克制食慾
4. 克制嘴饞
5. 消炎
6. 舒緩焦慮和憂鬱
7. 排毒
8. 改善橘皮組織
9. 改善水腫
10. 促進新陳代謝
11. 提振精神

🔆 最佳用途

　　焦慮、食慾、鎮定、橘皮組織、憂鬱、排毒、消化、活力、水腫、專注力、發炎、代謝、內在動力、睡眠、壓力

⏱ 建議用法

　　減重的過程中，不要把自己逼得太緊。如果你就是樂觀不起來，試著以擴香儀或鼻吸棒嗅吸檸檬精油，可以提升內在動力，提高專注力，提神和舒緩恐懼。嗅吸檸檬精油也會克制嘴饞和飲食過量。

💧 用檸檬精油泡澡，可以放鬆心靈，澄清思路。

💧 以擴香儀或鼻吸棒嗅吸，可以提振運動前的活力。

💧 以基底油稀釋，按摩有橘皮組織的部位。

💧 以基底油稀釋，按摩腹部，可以消水腫和幫助消化。

💧 peppermint 胡椒薄荷

Mentha x piperita 胡椒薄荷精油是葉子經過蒸氣蒸餾法萃取而成，屬於提振的精油，但又不會興奮到無法專注。胡椒薄荷精油以幫助消化和消炎著稱。減重的過程很重視消化功能，一定要好好排出攝取的食物，以及體內長期累積的廢物。

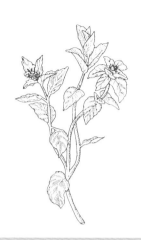

❗ 注意事項

不要塗抹嬰兒和孩童的臉部附近，5 歲以下孩童不宜使用。

😊 益處

1. 提神
2. 抗肌肉痙攣
3. 淨化淋巴系統
4. 澄清思路
5. 消炎
6. 排毒
7. 提升專注力
8. 鼓勵你活絡筋骨
9. 調節消化功能
10. 舒緩腸胃不適
11. 克制嘴饞

⏱ 最佳用途

食慾、驅風、排毒、消化、活力、專注力、發炎、代謝、內在動力、疼痛

🅾 建議用法

胡椒薄荷精油經過稀釋，可以直接塗抹腹部，幫助消化並舒緩腸胃不適。胡椒薄荷本來就有克制嘴饞和食慾的效果。這也是我運動前的激勵精油，尤其是我懶洋洋提不起勁的時候，可以推我一把，給我內在動力。

💧 滴到擴香儀或鼻吸棒，趁運動前嗅吸，會感到滿滿的活力、專注力、動力。

💧 滴到擴香儀或鼻吸棒嗅吸，可以克制食慾和嘴饞。

💧 滴到無香乳液，按摩有肌肉關節疼痛的部位。

💧 按摩腹部，可以調節消化功能，或者舒緩腸胃不適。順時針按摩會舒緩便秘，逆時針按摩會舒緩腹瀉。

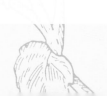

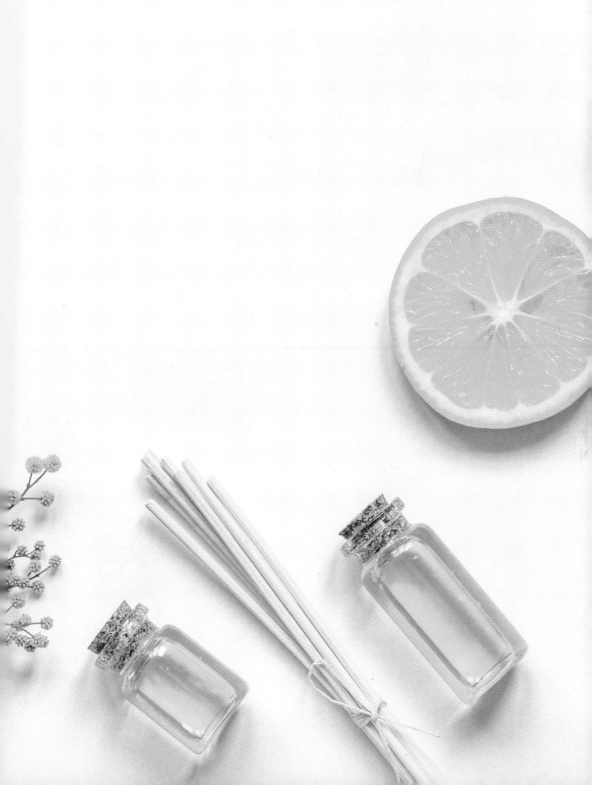

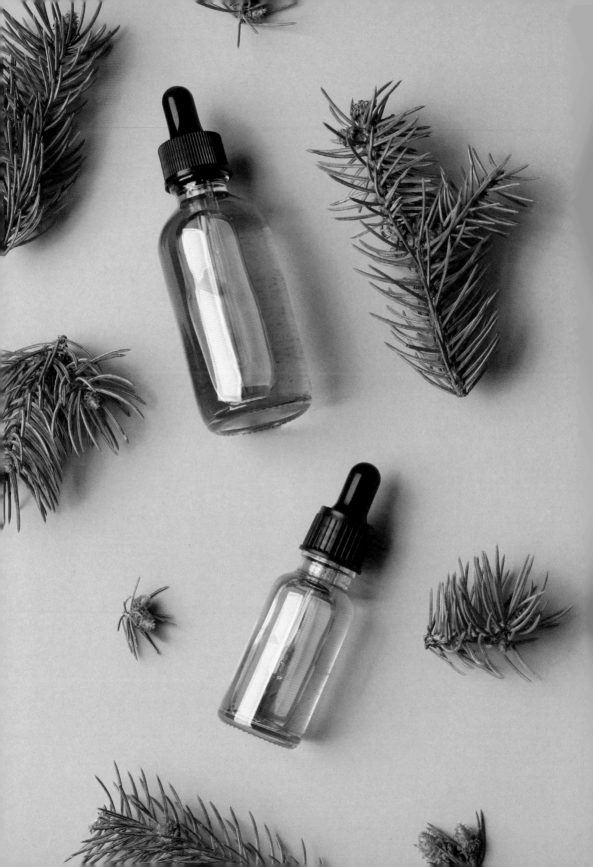

Part 2

減重神助攻
配方

BLENDS FOR
BOOSTING WEIGHT LOSS

既然大家都具備了精油基礎知識，懂得安全保存和使用精油，也知道哪些精油有助於減重，現在該是學習精油配方的時候了！

這個部分收錄了各種配方，包括鼻吸棒、擴香、按摩油、滾珠瓶、乳霜、凝膠、磨砂膏、噴霧、沐浴露、沐浴鹽等，這些都會幫助你減重，自然而然的克制食慾、促進代謝、提振活力、促進排毒、幫助消化、促進深層睡眠和安神。

就算你後來成功減重了，這些配方仍會持續幫助你，讓你保持內在動力，相信自我，對自己更有耐心，還有不斷努力向前邁進吧！

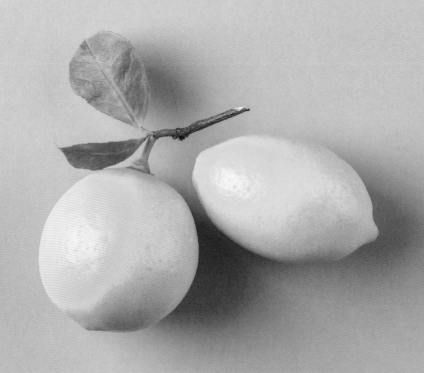

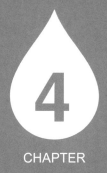

4

CHAPTER

食慾和代謝

Appetite & metabolism

抑制食慾擴香

你明明剛吃完東西，卻還是覺得餓嗎？這個擴香配方超適合你！如果你剛好在實行間歇性斷食，飢餓感揮之不去，或者你正在控制熱量攝取，這個配方也會助你一臂之力，幫助你消除饞餓感、提振生產力和活力。我喜歡一大早就用這個擴香配方，不僅會一整天活力滿滿，還會抑制一整天的食慾。

---

1 個	10ml 滴塞	▶ 容量：10ml（大約擴香 20 次）
2 根	塑膠滴管	▶ 間接嗅吸
125 滴	葡萄柚精油	▶ 所有年齡層都可以使用
85 滴	檸檬精油	
擴香儀		

---

1. 以塑膠滴管取用精油，滴入 10ml 滴塞瓶。
2. 插入滴塞，鎖緊瓶蓋，輕輕搖晃瓶身大約 1 分鐘，然後貼上標籤。
3. 每次滴 8～12 滴到擴香儀，擴香 30 分鐘。
4. 享受芳療的奇效，克制你吃東西的衝動吧！

02
寬待自己擴香

———

嘴饞和飢餓感都令人難以抗拒，你要對自己寬容一點，以免思緒翻騰或感覺自己很失敗。不妨用看看這個擴香配方，放鬆一下，清晰思路，打起精神過好日子。這些精油會降低下一餐的飢餓感，但也不是鼓勵你每一餐都盡情大吃大喝，然後再用這個配方寬容自己，一笑置之。偶一為之沒關係，不需要太糾結。

---

1 個　10ml 滴塞瓶	▶ 容量：10ml（大約擴香 20 次）
3 根　塑膠滴管	▶ 間接嗅吸
50 滴　生薑精油	▶ 所有年齡層都可以使用
65 滴　真正薰衣草精油	
95 滴　檸檬精油	

擴香儀

---

1. 以塑膠滴管取用精油，滴入 10ml 滴塞瓶。
2. 插入滴塞，鎖緊瓶蓋，輕輕搖晃瓶身大約 1 分鐘，然後貼上標籤。
3. 每次滴 8～12 滴到擴香儀，擴香 30 分鐘。
4. 享受芳療的奇效，寬待自己吧！

終結嘴饞擴香

嘴饞的原因很多,例如營養不足、成癮(沒錯,吃糖很容易上癮!)、荷爾蒙失衡、情緒強烈。這個擴香配方的用途廣泛,薄荷和甜茴香都會克制嘴饞,同時也會提神、提升專注力、調節消化功能和暢通鼻竇。我平常不太吃人工糖,但如果不小心破戒,至少會有 2 個禮拜瘋狂想吃糖。每次我嘴饞就會想到這個配方。

---

1 個　10ml 滴塞瓶	▶ 容量:10ml(大約擴香 20 次)
2 根　塑膠滴管	▶ 間接嗅吸
130 滴　甜茴香精油	▶ 適用於 5 歲以上
80 滴　胡椒薄荷精油	
擴香儀	

❗ 孕婦和哺乳媽媽避免使用,如果有雌激素相關的癌症或子宮內膜異位症,也不要使用。

---

1. 以塑膠滴管取用精油,滴入 10ml 滴塞瓶。
2. 插入滴塞,鎖緊瓶蓋,輕輕搖晃瓶身大約 1 分鐘,然後貼上標籤。
3. 每次滴 8～12 滴到擴香儀,擴香 30 分鐘。
4. 享受芳療的奇效,終結嘴饞吧!

04
啟動代謝擴香

———

　　新陳代謝是身體在處理你攝取的食物，轉化為你需要的能量。這個配方會啟動或加速代謝，幫助你燃燒更多卡路里，甩掉惱人的體重。我喜歡在飯後擴香這個配方，可以幫助消化，提升活力和專注力。

---

1 個　10ml 滴塞瓶	▶ 容量：10ml（大約擴香 20 次）
3 根　塑膠滴管	▶ 間接嗅吸
50 滴　甜茴香精油	▶ 適用於 5 歲以上
90 滴　葡萄柚精油	
70 滴　檸檬精油	
擴香儀	

❶ 孕婦和哺乳媽媽避免使用，如果有雌激素相關的癌症或子宮內膜異位症，也不要使用。

1. 以塑膠滴管取用精油，滴入 10ml 滴塞瓶。
2. 插入滴塞，鎖緊瓶蓋，輕輕搖晃瓶身大約 1 分鐘，然後貼上標籤。
3. 每次滴 8～12 滴到擴香儀，擴香 30 分鐘。
4. 享受芳療的奇效，啟動代謝吧！

05
拒絕大吃擴香

你會大吃大喝嗎？還是你會吃東西打發時間呢？這個配方適合在吃東西前 10 分鐘擴香。如果你有心減重，最好要有意識的飲食（正念飲食）。坐下來，專注於你吃的食物，想著你攝取的營養，每一口至少咀嚼 30 次，吃的速度要放慢。

---

1 個　10ml 滴塞瓶　　▶ 容量：10ml（大約擴香 20 次）

3 根　塑膠滴管　　　▶ 間接嗅吸

40 滴　葡萄柚精油　　▶ 所有年齡層都可以使用

60 滴　真正薰衣草精油

110 滴　檸檬精油

擴香儀

---

1. 以塑膠滴管取用精油，滴入 10ml 滴塞瓶。
2. 插入滴塞，鎖緊瓶蓋，輕輕搖晃瓶身大約 1 分鐘，然後貼上標籤。
3. 每次滴 8～12 滴到擴香儀，擴香 30 分鐘。
4. 享受芳療的奇效，實踐正念飲食吧！

06

戒糖癮鼻吸棒

吃糖很容易上癮，一旦讓身體吃到糖，身體只會渴望更多糖。當你開始調整飲食，糖癮會比平常更強烈，因為身體會渴望它熟悉的東西。如果你本身有糖癮，每次吃零食都要想清楚，想一想糖份對身體的影響，趕快拿這個鼻吸棒嗅嗅。糖會導致體重升高和精神疲勞，也會破壞血糖控制、牙齒、皮膚、肝臟、腎臟、胃、關節、胰臟和心臟。

空的　鼻吸棒

3 根　塑膠滴管

12 滴　葡萄柚精油

13 滴　杜松漿果精油

5 滴　胡椒薄荷精油

▶ 容量：1 根鼻吸棒

▶ 直接嗅吸

▶ 適用於 5 歲以上

---

1. 以塑膠滴管取用精油，全數滴入小玻璃碗。
2. 打開鼻吸棒的蓋子，用鑷子取出棉條，放入裝著精油的玻璃碗，直到吸飽精油為止。
3. 用鑷子取出吸飽精油的棉條，放回鼻吸棒。
4. 鎖緊鼻吸棒的蓋子，貼上標籤。
5. 每次嗅吸時，轉開鼻吸棒的蓋子，嗅吸 2～5 分鐘。
6. 享受芳療的奇效，克制你的糖癮吧！

促進食慾鼻吸棒

減重的過程中，一定要定時吃三餐。你可能以為少吃幾頓飯會瘦得更快，但身體就是需要燃料啊！你少吃幾頓飯，身體的代謝和消化會放慢，等到你下次吃飯，身體會懶洋洋的，懶得消化食物，懶得吸收營養，懶得排出毒素。如果快到用餐時間了，你還不太餓，那就使用這款鼻吸棒，讓自己多少吃一些健康食物，例如：新鮮蔬果。給予身體大量的營養，維持正常代謝和消化。

空的	鼻吸棒	▶ 容量：1 根鼻吸棒
2 根	塑膠滴管	▶ 直接嗅吸
18 滴	生薑精油	▶ 適用於 5 歲以上
12 滴	胡椒薄荷精油	

1. 以塑膠滴管取用精油，全數滴入小玻璃碗。
2. 打開鼻吸棒的蓋子，用鑷子取出棉條，放入裝著精油的玻璃碗，直到吸飽精油為止。
3. 用鑷子取出吸飽精油的棉條，放回鼻吸棒。
4. 鎖緊鼻吸棒的蓋子，貼上標籤。
5. 每次嗅吸時，轉開鼻吸棒的蓋子，嗅吸 2～5 分鐘。
6. 享受芳療的奇效，吃健康的零食吧！

08

飯前鼻吸棒

你吃的餐點不太營養嗎？飯前鼻吸棒會幫助消化，避免消化不良、腸胃不適、腹瀉和脹氣。如果要一直吃純淨有營養的食物，對每個人來說都難如登天。別擔心，如果你覺得這一餐不太健康，那就保持正念，一口一口慢慢吃，飯前嗅吸這個配方，可以避免餐點的副作用，讓你照常過日子。

空的　鼻吸棒　　　　　　　▶ 容量：1 根鼻吸棒

3 根　塑膠滴管　　　　　　▶ 直接嗅吸

9 滴　甜茴香精油　　　　　▶ 適用於 5 歲以上

14 滴　生薑精油

7 滴　杜松漿果精油

---

❶ 孕婦和哺乳媽媽避免使用，如果有雌激素相關的癌症或子宮內膜異位症，也不要使用。

---

1. 以塑膠滴管取用精油，全數滴入小玻璃碗。
2. 打開鼻吸棒的蓋子，用鑷子取出棉條，放入裝著精油的玻璃碗，直到吸飽精油為止。
3. 用鑷子取出吸飽精油的棉條，放回鼻吸棒。
4. 鎖緊鼻吸棒的蓋子，貼上標籤。
5. 每次嗅吸時，轉開鼻吸棒的蓋子，嗅吸 2～5 分鐘。
6. 享受芳療的奇效，盡量吃純淨的食物吧！

戒掉亂吃零食鼻吸棒

亂吃東西會破壞你的減重過程，因此我反對大家一邊看電腦或滑手機，一邊吃東西，因為分心會不知不覺吃太多，或者吃太快。你無聊或疲憊的時候，也不要吃東西，盡量找別的事情做吧，散步、跳舞、淋浴、備餐、購物都好。用飲食打發時間，很容易狂吃零食。這款鼻吸棒會幫助你戒掉無謂的零食，而且別忘了，用餐時盡可能總是正念飲食喔！

空的	鼻吸棒	▶ 容量：1 根鼻吸棒
3 根	塑膠滴管	▶ 直接嗅吸
9 滴	杜松漿果精油	▶ 適用於 5 歲以上
15 滴	檸檬精油	
6 滴	薄荷精油	

1. 以塑膠滴管取用精油，全數滴入小玻璃碗。
2. 打開鼻吸棒的蓋子，用鑷子取出棉條，放入裝著精油的玻璃碗，直到吸飽精油為止。
3. 用鑷子取出吸飽精油的棉條，放回鼻吸棒。
4. 鎖緊鼻吸棒的蓋子，貼上標籤。
5. 每次嗅吸時，轉開鼻吸棒的蓋子，嗅吸 2～5 分鐘。
6. 享受芳療的奇效，戒掉亂吃零食的壞習慣吧！

10
加速新陳代謝按摩油

這個配方從早到晚都適用，可以提升新陳代謝的效率。一大早起床，最好先冷熱水交替淋浴，然後再全身塗抹這款按摩油。這些精油都有振奮效果，塗抹身體會滲透到皮膚，深入血液中，讓精油分子擴散到全身。

1 個	60ml 玻璃滴管瓶	▶ 容量：60ml
3 根	塑膠滴管	▶ 塗抹
22 滴	生薑精油	▶ 適用於 5 歲以上
26 滴	葡萄柚精油	
24 滴	檸檬精油	
60ml	任選基底油	

❗ 塗抹後 12 小時內，不要曬太陽或使用日曬機。

1. 以塑膠滴管取用精油，全數滴入滴管瓶。
2. 鎖緊瓶蓋，輕輕搖晃瓶身 1 分鐘。
3. 添加基底油，輕輕搖晃瓶身 2 分鐘，貼上標籤。
4. 順時鐘方向按摩腹部，如果可以找人幫你按摩背部也很好。
5. 享受芳療的奇效，加速你的新陳代謝吧！

防嘴饞滾珠瓶

嘴饞說來就來，不妨隨身攜帶這個滾珠瓶隨身，放在手提包或口袋都好。每次嘴饞一來，你就知道該怎麼做了。嘴饞很難避免，所以別太苛責自己，相信你可以戒掉它，從此以後有意識的選擇飲食。

---

1 個	10ml 滾珠瓶	▶ 容量：10ml
4 根	塑膠滴管	▶ 塗抹
2 滴	甜茴香精油	▶ 適用於 5 歲以上
4 滴	杜松漿果精油	
2 滴	真正薰衣草精油	
10ml	任選基底油	

❗ 孕婦和哺乳媽媽避免使用，如果有雌激素相關的癌症或子宮內膜異位症，也不要使用。

---

1. 以塑膠滴管取用精油，全數滴入滾珠瓶。鎖緊瓶蓋，輕輕搖晃瓶身 1 分鐘。
2. 添加基底油，鎖緊瓶蓋，輕輕搖晃瓶身 2 分鐘，貼上標籤。
3. 塗在腳掌。塗在腹部，以順時針方向按摩。塗抹手腕嗅吸。
4. 享受芳療的奇效，擊退你的嘴饞吧！

12
新陳代謝飆速滾珠瓶

滾珠瓶在家使用或隨身攜帶皆宜，我愛在每天早晨使用這個配方，讓新陳代謝一整個飆升。這使用起來很方便，也對於加速新陳代謝、調節消化系統、提神和安定很有效。

---

1 個　10ml 滾珠瓶	▶ 容量：10ml
4 根　塑膠滴管	▶ 塗抹
2 滴　生薑精油	▶ 適用於 5 歲以上
5 滴　葡萄柚精油	
1 滴　杜松漿果精油	
10ml　任選基底油	

❗ 塗抹後 12 小時內，不要曬太陽或使用日曬機。

1. 以塑膠滴管取用精油，全數滴入 10ml 滾珠瓶。鎖緊瓶蓋，輕輕搖晃瓶身 1 分鐘。
2. 添加基底油，鎖緊瓶蓋，輕輕搖晃瓶身 2 分鐘，貼上標籤。
3. 塗在腳掌。塗在腹部，以順時針方向按摩。塗抹手腕嗅吸。
4. 享受芳療的奇效，讓新陳代謝飆速吧！

防大吃大喝滾珠瓶

　　大吃大喝是難免的。你吃東西會一邊看電視、用電腦或滑手機嗎？你會一邊辦公一邊吃飯嗎？你有在注意你吃些什麼嗎？這個配方再搭配正念飲食，以及細嚼慢嚥，絕對會幫助你控制食慾。你還希望自己好上加好嗎？那就在吃正餐之前，盡量多吃一點新鮮蔬果。

1 個　10ml 滾珠瓶	▶ 容量：10ml
4 根　塑膠滴管	▶ 塗抹
4 滴　甜茴香精油	▶ 適用於 5 歲以上
3 滴　真正薰衣草精油	
1 滴　胡椒薄荷精油	
10ml　任選基底油	

❗ 孕婦和哺乳媽媽避免使用，如果有雌激素相關的癌症或子宮內膜異位症，也不要使用。

1. 以塑膠滴管取用精油，全數滴入 10ml 滾珠瓶。鎖緊瓶蓋，輕輕搖晃瓶身 1 分鐘。
2. 添加基底油，鎖緊瓶蓋，輕輕搖晃瓶身 2 分鐘，貼上標籤。
3. 塗在腳掌。塗在腹部，以順時針方向按摩。塗抹手腕嗅吸。
4. 享受芳療的奇效，避免大吃大喝吧！

14

克制衝動滾珠瓶

這款多用途滾珠瓶會克制各種衝動，舉凡大吃大喝、嘴饞、吃零食、亂吃東西，反正任何衝動都治得了！這還會提神和安定思緒。每次你使用這個配方，不妨對自己說一些正向肯定語，比方我有糖癮的時候，就會使用這個配方，對自己說「我很滿足，我有能力戰勝嘴饞，我愛我的身體」。

---

1 個	10ml 滾珠瓶	▶ 容量：10ml
4 根	塑膠滴管	▶ 塗抹
4 滴	葡萄柚精油	▶ 適用於 5 歲以上
3 滴	杜松漿果精油	
1 滴	真正薰衣草精油	
10ml	任選基底油	

❗ 塗抹後 12 小時內，不要曬太陽或使用日曬機。

1. 以塑膠滴管取用精油，全數滴入 10ml 滾珠瓶。鎖緊瓶蓋，輕輕搖晃瓶身 1 分鐘。
2. 添加基底油，鎖緊瓶蓋，輕輕搖晃瓶身 2 分鐘，貼上標籤。
3. 塗在腳掌。塗在腹部，以順時針方向按摩。塗抹手腕嗅吸。至少要在飯前 10 分鐘塗抹。
4. 享受芳療的奇效，克制你的衝動吧！

抗拒零食護手霜

我擦了護手霜，除非洗了手，否則絕不吃東西。如果你也是這樣的人，試試看這個配方吧！這款護手霜會勸你吃東西前三思，這些精油還會克制嘴饞。大家都會不知不覺吃零食，抵銷了自己為減重所做的努力，不妨準備一些新鮮蔬果和健康的零食，以備不時之需，如果吃了這些健康零食還是嘴饞，那就擦一擦護手霜吧！

1 個　60ml 塑膠翻蓋擠壓瓶	▶ 容量：60ml
3 根　塑膠滴管	▶ 塗抹
11 滴　生薑精油	▶ 適用於 5 歲以上
16 滴　真正薰衣草精油	
5 滴　胡椒薄荷精油	
60ml　無香乳液	

1. 以塑膠滴管取用精油，全數滴入小玻璃碗，攪拌均勻。
2. 添加無香乳液，攪拌均勻，可能要攪拌幾分鐘。
3. 用湯匙舀出護手霜，裝進 60ml 擠壓瓶，貼上標籤。
4. 想吃零食的時候，擦一擦護手霜。
5. 享受芳療的奇效，千萬別讓步啊！

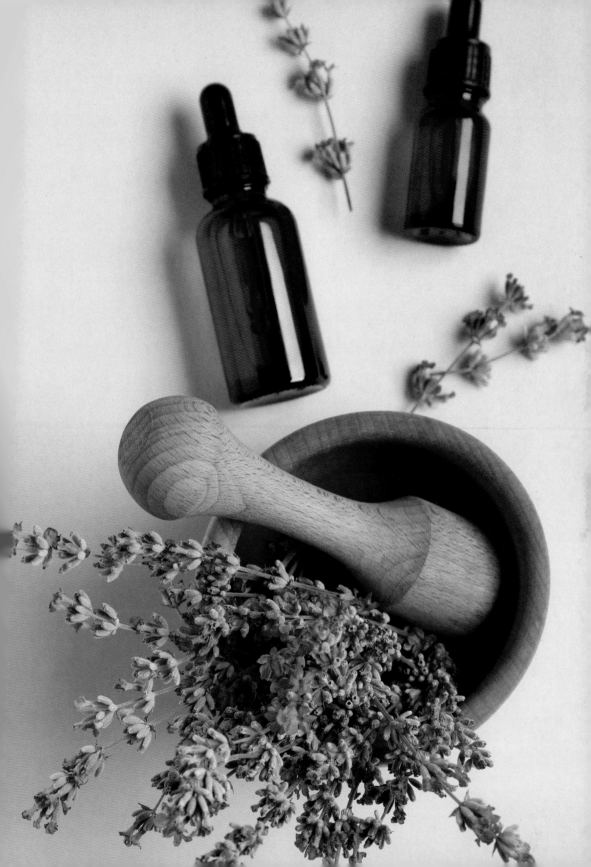

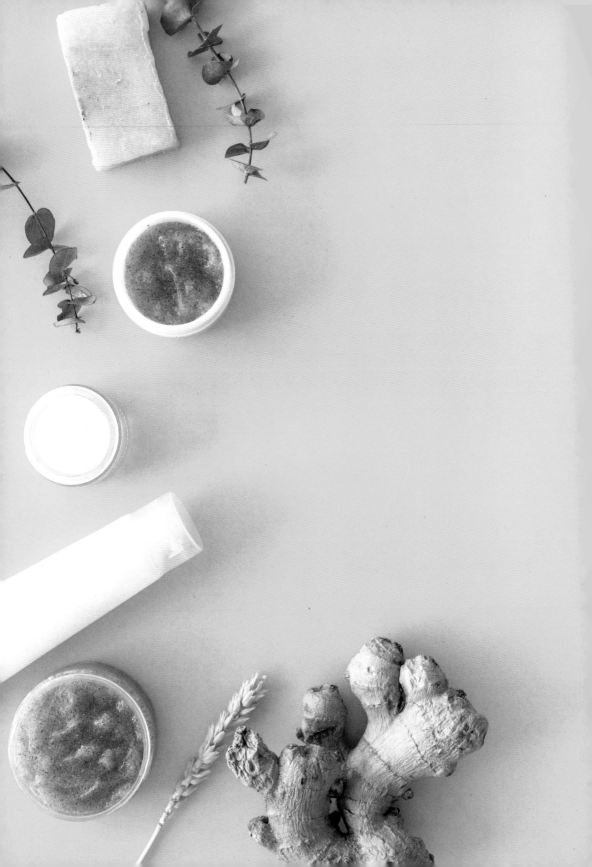

5

CHAPTER

活力

energy

振奮擴香

―――

　　每次調整飲食和運動習慣時，身體會容易疲勞。你可能習慣尋求咖啡因的慰藉，咖啡因確實有瞬間提神的效果，但過了一會兒反而更累；反之，精油不會有這種反作用力。這個配方的香氣棒極了，可以讓你一整天活力充沛。當你的精神變好了，就會更有生產力。你也會發現，就算沒咖啡因，你也可以活力滿滿。

---

　　1 個　10ml 滴塞瓶

　　2 根　塑膠滴管

120 滴　杜松漿果精油

　90 滴　胡椒薄荷精油

擴香儀

▶ 容量：10ml（大約擴香 20 次）

▶ 間接嗅吸

▶ 適用於 5 歲以上

---

1. 以塑膠滴管取用精油，滴入 10ml 滴塞瓶。
2. 插入滴塞，鎖緊瓶蓋，輕輕搖晃瓶身大約 1 分鐘，然後貼上標籤。
3. 每次滴 8～12 滴到**擴香儀**，擴香 30 分鐘。
4. 享受芳療的奇效，感到活力滿滿！

17

柑橘提神擴香

柑橘類精油以振奮、平衡、提振心情、提升免疫力、淨化清理呼吸道的效果著稱，這些精油從早到晚都可以使用，老少咸宜，對家中每個人都有益處。此外，擴香這些精油也會淨化清新空氣、清潔表面、提升免疫力和緩解焦慮。

---

1 個　10ml 滴塞瓶　　▶ 容量：10ml（大約擴香 20 次）

2 根　塑膠滴管　　　▶ 間接嗅吸

105 滴　葡萄柚精油　　▶ 所有年齡層都可以使用

105 滴　檸檬精油

擴香儀

---

1. 以塑膠滴管取用精油，滴入 10ml 滴塞瓶。
2. 插入滴塞，鎖緊瓶蓋，輕輕搖晃瓶身大約 1 分鐘，然後貼上標籤。
3. 每次滴 8～12 滴到**擴香儀**，擴香 30 分鐘。
4. 享受芳療的奇效，讓自己振作！

18
恢復活力擴香

你是不是每天早上精神飽滿，一到早上 10 點或下午 3 點就精神不濟呢？這是因為睡眠品質不佳，睡眠不足，季節變化或飲食運動調整的緣故。這款擴香配方是要恢復你的活力。從此以後，白天累了也不要午睡，以免晚上睡不著，這時候不妨打開**擴香儀**，擴香這個配方，恢復你的活力和生產力。

1 個　10ml 滴塞瓶	▶ 容量：10ml（大約擴香 20 次）
3 根　塑膠滴管	▶ 間接嗅吸
65 滴　葡萄柚精油	▶ 適用於 5 歲以上
105 滴　檸檬精油	
40 滴　胡椒薄荷精油	
擴香儀	

1. 以塑膠滴管取用精油，滴入 10ml 滴塞瓶。
2. 插入滴塞，鎖緊瓶蓋，輕輕搖晃瓶身大約 1 分鐘，然後貼上標籤。
3. 每次滴 8～12 滴到**擴香儀**，擴香 30 分鐘。
4. 享受芳療的奇效，恢復活力吧！

19
運動前專用鹽療呼吸瓶

這款鹽療呼吸瓶適合在運動前使用，也適合提神，以及在鼻塞或生病的時候暢通呼吸道。每次運動前，花 2～5 分鐘深呼吸，從呼吸瓶嗅吸香氛的當下，專心感受胸腔和腹腔的擴張和收縮。這種深呼吸不僅會改善運動時的呼吸狀況，這些精油和鹽也有助於敞開肺部，幫助你在運動時吸入更多氧氣。

1 個　10ml 滴塞瓶	▶ 容量：10m
3 根　塑膠滴管	▶ 直接嗅吸
9 滴　甜茴香精油	▶ 適用於 5 歲以上
12 滴　檸檬精油	
9 滴　胡椒薄荷精油	
喜馬拉雅粉紅鹽（粗或細皆可）	

❶ 孕婦和哺乳媽媽避免使用，如果有雌激素相關的癌症或子宮內膜異位症，也不要使用。

---

1. 以塑膠滴管取用精油，滴入 10ml 滴塞瓶。鎖緊瓶蓋，輕輕搖晃瓶身大約 1 分鐘。
2. 拿掉瓶蓋，添加喜馬拉雅粉紅鹽。
3. 丟掉滴塞，鎖緊瓶蓋，搖晃瓶身大約 2 分鐘，貼上標籤。
4. 有需要的時候，打開瓶蓋，放在鼻子下方，深呼吸 2～5 分鐘，每天最多使用 4 次。
5. 享受芳療的奇效，起來動一動吧！

20
晨間喚醒鼻吸棒

———

　　我一直很羨慕晨型人，所以設計這款鼻吸棒，放在床頭櫃備用，每當第二聲鬧鐘響起，我就靠它甦醒過來。這款鼻吸棒從早到晚都適用，比方你整個人懶洋洋、提不起勁的時候。我喜歡一邊用，一邊對自己說正向肯定語，像我會在嗅吸香氣時，對我自己說「我是晨型人，我活力滿滿，準備好迎接新的一天，精神飽滿」。

空的　鼻吸棒	▶ 容量：1 根鼻吸棒
3 根　塑膠滴管	▶ 直接嗅吸
10 滴　杜松漿果精油	▶ 適用於 5 歲以上
13 滴　檸檬精油	
7 滴　胡椒薄荷精油	

1. 以塑膠滴管取用精油，全數滴入小玻璃碗。
2. 打開鼻吸棒的蓋子，用鑷子取出棉條，放入裝著精油的玻璃碗，直到吸飽精油為止。
3. 用鑷子取出吸飽精油的棉條，放回鼻吸棒。
4. 鎖緊鼻吸棒的蓋子，貼上標籤。
5. 每次嗅吸時，轉開鼻吸棒的蓋子，嗅吸 2～5 分鐘。
6. 享受芳療的奇效，醒來吧！

21

運動後按摩油

　　你有固定運動的習慣嗎？還是你希望自己多運動呢？好極了！運動會導致痠痛、肌肉疼痛、關節疼痛、疲勞、緊繃和肌肉緊張。這款按摩油會幫助肌肉自然復原，讓你照常過日子，隔天繼續維持運動習慣。生薑精油有些微溫熱感，胡椒薄荷給人清涼的感受，如果你使用這個配方，同時感受到溫暖和清涼，這是很正常的喔。

---

1 個	（60ml）玻璃滴管瓶	▶ 容量：60ml
3 根	塑膠滴管	▶ 塗抹
24 滴	生薑精油	▶ 適用於 5 歲以上
30 滴	真正薰衣草精油	
18 滴	胡椒薄荷精油	
60ml	任選基底油	

---

1. 以塑膠滴管取用精油，全數滴入滴管瓶。
2. 鎖緊瓶蓋，輕輕搖晃瓶身 1 分鐘。
3. 添加基底油，輕輕搖晃瓶身 2 分鐘，貼上標籤。
4. 按摩緊繃痠痛的肌肉，如果可以找人幫你按摩背部也很好。
5. 享受芳療的奇效，修復你的肌肉吧！

22
活力身體油

當你沖完或泡完熱水澡，隨即塗抹身體油，油會滲透到深層肌膚，因為毛孔都打開了，正準備吸收營養，這會幫助精油分子釋放到血液中，提供你滿滿的能量。身體油會在皮膚形成保護層，保持肌膚的柔韌和水分。

1 個	60ml 玻璃滴管瓶	▶ 容量：60ml
3 根	塑膠滴管	▶ 塗抹
16 滴	葡萄柚精油	▶ 適用於 5 歲以上
14 滴	杜松漿果精油	
18 滴	檸檬精油	
60ml	任選基底油	

❗ 塗抹後 12 小時內，不要曬太陽或使用日曬機。

1. 以塑膠滴管取用精油，全數滴入滴管瓶。
2. 鎖緊瓶蓋，輕輕搖晃瓶身 1 分鐘。
3. 添加基底油，輕輕搖晃瓶身 2 分鐘，貼上標籤。
4. 沖完澡或泡完澡擦乾身體後，將身體油塗抹全身，讓精油滲透到肌膚深層，但這個配方太提神了，千萬不要在睡前使用。
5. 享受芳療的奇效，感受活力和生氣！

23
活力專注滾珠瓶

你覺得疲累、全身懶洋洋的嗎？注意力不集中？壓力大？這個配方會提升專注力和內在動力，還會提神和紓壓，讓你充滿活力和提升專注力。製作成滾珠瓶方便塗抹，可以隨時帶在身邊。每當我下午三、四點提不起勁，專注力和活力紛紛減退時，最愛用這個配方。

---

1 個　10ml 滾珠瓶	▶ 容量：10ml
4 根　塑膠滴管	▶ 塗抹
2 滴　生薑精油	▶ 適用於 5 歲以上
3 滴　葡萄柚精油	
3 滴　檸檬精油	
10ml　任選基底油	

❗ 塗抹後 12 小時內，不要曬太陽或使用日曬機。

1. 以塑膠滴管取用精油，全數滴入 10ml 滾珠瓶。鎖緊瓶蓋，輕輕搖晃瓶身 1 分鐘。
2. 添加基底油，鎖緊瓶蓋，輕輕搖晃瓶身 2 分鐘，貼上標籤。
3. 塗在腳掌、後頸、背後兩側的腎，或者塗在手腕嗅吸。
4. 享受芳療的奇效，感受活力和專注！

24
無限活力滾珠瓶

———

每個人都不能沒有活力！少了活力，身體就無法正常運轉。這個配方適合精神不濟的日子使用，比方前一天熬夜或睡不好，或者飲食調整或降低咖啡因攝取的緣故。如果你有慢性疲勞的問題，疲勞可能有更潛在的原因，最好要看醫生或接受整體療法。這個配方對於慢性疲勞很有效，但是治標不治本。

---

1 個	10ml 滾珠瓶	▶ 容量：10ml
4 根	塑膠滴管	▶ 塗抹
4 滴	葡萄柚精油	▶ 適用於 5 歲以上
3 滴	杜松漿果精油	
1 滴	胡椒薄荷精油	
10ml	任選基底油	

❗ 塗抹後 12 小時內，不要曬太陽或使用日曬機。

---

1. 以塑膠滴管取用精油，全數滴入 10ml 滾珠瓶。鎖緊瓶蓋，輕輕搖晃瓶身 1 分鐘。
2. 添加基底油，鎖緊瓶蓋，輕輕搖晃瓶身 2 分鐘，貼上標籤。
3. 塗在腳掌、後頸、背後兩側的腎，或者塗在手腕方便嗅吸。
4. 享受芳療的奇效，提振你的活力吧！

25
肌肉止痛軟膏

這款軟膏適合你肌肉痠痛緊繃的時候使用，比方做完運動，或者睡眠姿勢不佳落枕，像我打電腦坐了一整天，也喜歡用這款軟膏按摩斜方肌，讓肩頸放鬆一下，瞬間舒緩緊繃，更何況這個味道很棒，胡椒薄荷精油還會有沁涼感受。

1 個	60ml 掀蓋塑膠擠壓瓶	▶ 容量：60ml
4 根	塑膠滴管	▶ 塗抹
15 滴	生薑精油	▶ 適用於 10 歲以上
16 滴	杜松漿果精油	
25 滴	真正薰衣草精油	
16 滴	胡椒薄荷精油	
60ml	無香乳液	

1. 以塑膠滴管取用精油，全數滴入小玻璃碗，攪拌均勻。
2. 添加無香乳液，攪拌均勻，可能要攪拌幾分鐘。
3. 用湯匙舀出護手霜，裝進 60ml 擠壓瓶，貼上標籤。
4. 塗在痠痛緊繃的肌肉上。
5. 享受芳療的奇效，舒緩你的肌肉！

26
淨化保護噴霧

———

這款噴霧之所以命名為「淨化保護」，是在保護你的能量，重新設定脈輪，幫助身體放鬆，以免你能量耗損。你從早到晚會接觸各式各樣的人，吸收每個人身上的能量，但噴了這款噴霧會幫助你區隔自己和別人的能量。我喜歡用泡泡比喻，你就像待在自己的泡泡裡，裡面充滿你的能量。一旦有負能量的人靠近，泡泡會自動阻絕負能量。

---

1 個　　60ml 噴霧瓶
3 根　　塑膠滴管
15 滴　　生薑精油
15 滴　　真正薰衣草精油
18 滴　　檸檬精油
60ml　水

▶ 容量：60ml
▶ 間接嗅吸，塗抹
▶ 適用於 5 歲以上

---

❶ 塗抹後 12 小時內，不要曬太陽或使用日曬機。

---

1. 用塑膠滴管把所有精油滴入 60ml 噴霧瓶。
2. 鎖緊瓶蓋，搖晃瓶身大約 1 分鐘。
3. 拿掉瓶蓋，添加水。
4. 鎖緊瓶蓋，搖晃瓶身大約 2 分鐘。
5. 每次使用前搖一搖，可以直接噴在身上，或當成室內噴霧使用，不妨在一大早起床噴一下，或者有負能量的人靠近你就噴一噴。
6. 享受芳療的奇效，淨化並保護你的能量！

27
活力沐浴露

這是成本低廉的沐浴露，只用了純淨的材料和提神精油。按壓給皂瓶方便你在淋浴間使用。我每天早晨都會洗，以開啟充滿活力和正能量的一天。植物甘油會滋潤肌膚，不添加也無妨，買不到也別擔心。

1 個	360ml 按壓給皂瓶	▶ 容量：360ml
3 根	塑膠滴管	▶ 塗抹
18 滴	葡萄柚精油	▶ 適用於 5 歲以上
22 滴	檸檬精油	
8 滴	胡椒薄荷精油	
1/2 杯	卡斯提亞橄欖液態皂	
1/3 杯	蜂蜜	
1/3 杯	任選基底油	
1 大匙	植物甘油（可有可無）	

❗ 塗抹後 12 小時內，不要曬太陽或使用日曬機。

1. 以塑膠滴管取用精油，全數滴入 360ml 按壓給皂瓶，鎖緊瓶蓋，輕輕搖晃瓶身 1 分鐘。
2. 打開瓶蓋，添加卡斯提亞橄欖液態皂、蜂蜜、基底油和植物甘油。
3. 鎖緊瓶蓋，輕微搖晃瓶身 2 分鐘，貼上標籤。
4. 擠在手上，或者擠在毛巾或沐浴球，讓泡沫覆蓋肌膚，然後洗淨。
5. 享受芳療的奇效，立即甦醒！

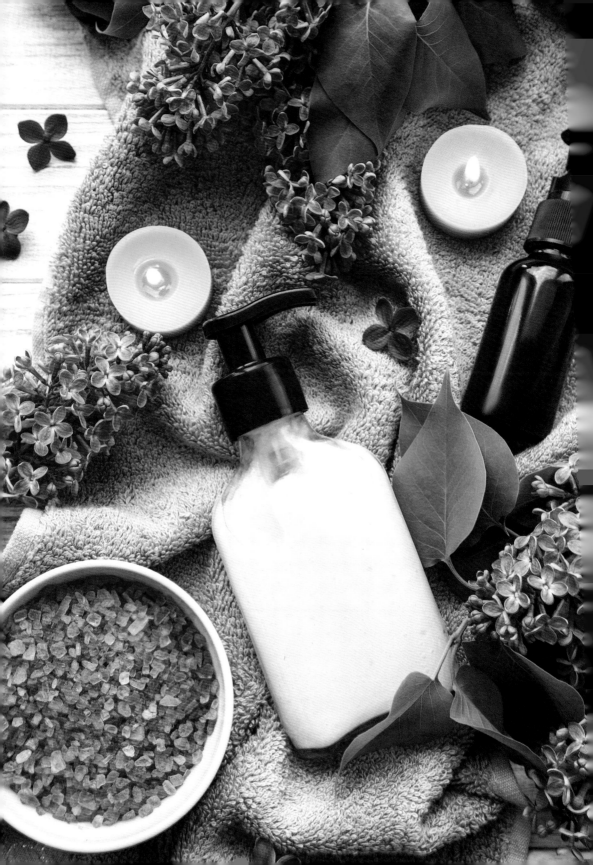

6

CHAPTER

排毒

detox

28

排毒擴香

　　身體會從你吃的食物、你身處的環境、你呼吸的空氣、你擦的保養品累積毒素。你不可能居住在無毒的環境中，難免會有一些控制不了的因素，但是你仍然可以掌控你攝取或塗抹的東西。這款擴香配方會幫助你排除空氣中或體內的毒素。只要你慎選營養的食物、純淨的肌膚和頭髮保養品，勤加使用這個擴香配方，身體就不會再疲於排毒，也就能夠正常運轉，專心燃脂了！

---

1 個　10ml 滴塞瓶	▶ 容量：10ml（大約擴香 20 次）
2 根　塑膠滴管	▶ 間接嗅吸
90 滴　杜松漿果精油	▶ 所有年齡層都可以使用
120 滴　檸檬精油	
擴香儀	

---

1. 以塑膠滴管取用精油，滴入 10ml 滴塞瓶。
2. 插入滴塞，鎖緊瓶蓋，輕輕搖晃瓶身大約 1 分鐘，然後貼上標籤。
3. 每次滴 8～12 滴到擴香儀，擴香 30 分鐘。
4. 享受芳療的奇效，排除體內毒素吧！

29

抗橘皮組織按摩油

這款按摩油會促進循環，改善橘皮組織和緊實肌膚。這個配方也有預防效果，可預先塗抹在容易長橘皮組織的部位，例如臀部、大腿和髖部，這跟「纖體按摩霜」（第 77 頁）是絕配喔！

1 個	60ml 玻璃滴管瓶	▶ 容量：60ml
3 根	塑膠滴管	▶ 塗抹
15 滴	葡萄柚精油	▶ 適用於 5 歲以上
20 滴	杜松漿果精油	
20 滴	真正薰衣草精油	
60ml	任選基底油（建議用芝麻油）	

❗ 塗抹後 12 小時內，不要曬太陽或使用日曬機。

1. 以塑膠滴管取用精油，全數滴入 60ml 滴管瓶。
2. 鎖緊瓶蓋，輕輕搖晃瓶身 1 分鐘。
3. 添加基底油，輕輕搖晃瓶身 2 分鐘，貼上標籤。
4. 按摩有橘皮組織的部位，也可以預防性塗在容易長橘皮組織的部位，例如臀部、大腿、髖部。
5. 享受芳療的奇效，讓肌膚更柔嫩！

燃脂按摩油

　　這款燃脂配方會幫助消化、加速代謝和排毒，雖然沒有直接減重的效果，但只要搭配健康飲食、運動和正向心態，絕對會幫助你去油。我喜歡用來按摩腹部，每天順時針塗抹小腹，再搭配我健康的生活習慣，絕對會加速減重和調節消化功能。

---

1 個	60ml 玻璃滴管瓶	▶ 容量：60ml
3 根	塑膠滴管	▶ 塗抹
20 滴	生薑精油	▶ 適用於 5 歲以上
36 滴	葡萄柚精油	
8 滴	胡椒薄荷精油	
60ml	任選基底油	

　　❶ 塗抹後 12 小時內，不要曬太陽或使用日曬機。

1. 以塑膠滴管取用精油，全數滴入 60ml 滴管瓶。
2. 鎖緊瓶蓋，輕輕搖晃瓶身 1 分鐘。
3. 添加基底油，輕輕搖晃瓶身 2 分鐘，貼上標籤。
4. 按摩有脂肪堆積的部位，如果可以自己按摩背部，或者找人幫你按摩會很有效。
5. 享受芳療的奇效，加速燃脂吧！

31
利肝按摩油

肝臟是重要器官，會幫助我們代謝脂肪、排毒和提神。如果有一顆健康的肝臟，減重會比較順利。不良生活習慣，例如吃高脂食物和過高壓生活，都可能傷害肝臟健康。雖然這款按摩油會養肝，但仍要刻意少吃加工食品、肉類和乳製品，以及控管壓力（芳療有助於紓壓，參考第八章，收錄了實用的紓壓配方）。

---

1 個	60ml 玻璃滴管瓶	▶ 容量：60ml
3 根	塑膠滴管	▶ 塗抹
10 滴	生薑精油	▶ 適用於 5 歲以上
18 滴	葡萄柚精油	
20 滴	檸檬精油	
60ml	任選基底油	

❗ 塗抹後 12 小時內，不要曬太陽或使用日曬機。

---

1. 以塑膠滴管取用精油，全數滴入 60ml 滴管瓶。
2. 鎖緊瓶蓋，輕輕搖晃瓶身 1 分鐘。
3. 添加基底油，輕輕搖晃瓶身 2 分鐘，貼上標籤。
4. 塗抹肋骨下方的腹部，順時針方向按摩。如果可以自己按摩背部，或者找人幫忙你會很有效。
5. 享受芳療的奇效，促進肝臟健康吧！

排毒滾珠瓶

這個配方會排出肝、腎、腸道和淋巴系統的毒素。我偶爾吃一些不健康的食物，全身會懶洋洋的，疲憊不堪，這個配方能提振精神、幫助消化和淋巴排毒，我經常隨身攜帶。

---

1 個　10ml 滾珠瓶

4 根　塑膠滴管

3 滴　葡萄柚精油

3 滴　杜松漿果精油

2 滴　胡椒薄荷精油

10ml　任選基底油

▶ 容量：10ml

▶ 塗抹

▶ 適用於 5 歲以上

⚠ 塗抹後 12 小時內，不要曬太陽或使用日曬機。

1. 以塑膠滴管取用精油，全數滴入 10ml 滾珠瓶。鎖緊瓶蓋，輕輕搖晃瓶身 1 分鐘。

2. 添加基底油，鎖緊瓶蓋，輕輕搖晃瓶身 2 分鐘，貼上標籤。

3. 塗在腳掌、塗在腹部，順時針方向按摩，或者塗在手腕方便嗅吸。

4. 享受芳療的奇效，為身體排毒吧！

33

纖體按摩霜

女性比男性更容易有橘皮組織，年紀越大越容易增生。橘皮組織令人挫敗，還會傷害自信心，但身上有橘皮組織，不一定是過胖或身材不好，有時候只要促進身體循環，橘皮組織自然會改善，乾刷便是促進循環的好方法（乾刷是用短毛刷直接刷皮膚，促進血液流到皮膚、去除壞死細胞、改善橘皮組織、幫助排毒。先從手腳開始，以畫圓的方式刷皮膚，一路朝著心臟的方向刷）。這個配方最好排在乾刷後，沖個熱水澡或泡澡後使用，效果最佳。

1 個	240ml 梅森瓶	▶	容量：60ml
3 根	塑膠滴管	▶	塗抹
22 滴	甜茴香精油	▶	適用於 5 歲以上
20 滴	真正薰衣草精油		
30 滴	檸檬精油		
1/4 杯	（60ml）椰子油		

❗ 孕婦和哺乳媽媽避免使用，如果有雌激素相關的癌症或子宮內膜異位症，也不要使用。

1. 以塑膠滴管取用精油，全數滴入小玻璃碗，攪拌均勻。
2. 添加椰子油，攪拌成滑順的乳霜質地，最好用攪拌棒或打蛋器。
3. 倒入梅森瓶，貼上標籤。
4. 按摩有橘皮組織的部位，也可以預防性塗在容易長橘皮組織的部位，例如臀部、大腿、髖部。

除紋霜

如果體重驟升或驟降，都會長出肥胖紋，但千萬不要灰心！等到減輕體重了，肥胖紋會越來越不明顯，加上你持續使用除紋霜，絕對會淡化。

1 個　240ml 梅森瓶	▸ 容量：60ml
3 根　塑膠滴管	▸ 塗抹
30 滴　葡萄柚精油	▸ 適用於 5 歲以上
24 滴　真正薰衣草精油	
18 滴　廣藿香精油	
1/4 杯　（60ml）椰子油	

❗ 塗抹後 12 小時內，不要曬太陽或使用日曬機。

1. 以塑膠滴管取用精油，全數滴入小玻璃碗，攪拌均勻。
2. 添加椰子油，攪拌成滑順的乳霜質地，最好用攪拌棒，再不然打蛋器也可以。
3. 倒入梅森瓶，貼上標籤。
4. 按摩有肥胖紋的部位，也可以預防性塗在容易長肥胖紋的部位，例如腹部、臀部、大腿、髖部和胸部。
5. 享受芳療的奇效，淡化肥胖紋吧！

35
淨化甦活沐浴鹽

　　固定花時間清理思緒，恢復活力，絕對是減重過程中重要的一環。這款沐浴鹽就像身體的重開機按鍵，喜馬拉雅粉紅鹽超適合清理體內毒素，淨化呼吸系統。這在清晨、白天或夜晚使用皆宜，既有安定也有淨化效果。我喜歡一次做多一點，裝在梅森瓶以備不時之需。

1 個　240ml 梅森瓶	▶ 容量：1杯（一次用量）
3 根　塑膠滴管	▶ 塗抹
2 滴　生薑精油	▶ 適用於 5 歲以上
2 滴　杜松漿果精油	
5 滴　真正薰衣草精油	
1 杯　喜馬拉雅粉紅鹽（粗細皆宜）	

1. 以塑膠滴管取用精油，滴入小玻璃碗，直接攪拌均勻。
2. 添加喜馬拉雅粉紅鹽，攪拌均勻。
3. 如果想多做一點，記得裝在梅森瓶，貼上標籤。
4. 準備使用時，倒入浴缸中，放滿溫水。
5. 享受芳療的奇效，淨化甦活一下吧！

36

淨化沐浴鹽

瀉鹽以排毒和消炎的效果著稱，這些精油有淨化、保護、接地、安定、激勵和提神的效果。在你減重的過程中，絕對要做好身心的淨化和清理，不妨一邊使用這款沐浴鹽，一邊對自己說正向肯定語：「我是正向的人，我受到保護，我放下期待，我的身心一直在支持我，我是健康、快樂、成功的人。」

1 個　240ml 梅森瓶　　▶ 容量：1 杯（一次用量）

3 根　塑膠滴管　　　　▶ 塗抹

3 滴　生薑精油　　　　▶ 適用於 5 歲以上

6 滴　真正薰衣草精油

3 滴　檸檬精油

1 杯　瀉鹽（粗細皆宜）

❗ 塗抹後 12 小時內，不要曬太陽或使用日曬機。

1. 以塑膠滴管取用精油，滴入小玻璃碗，直接攪拌均勻。
2. 添加瀉鹽，攪拌均勻。
3. 如果想多做一點，記得裝在梅森瓶，貼上標籤。
4. 準備使用時，倒入浴缸中，放滿溫水。
5. 享受芳療的奇效，淨化你的身心！

37

排毒磨砂膏

　　身體磨砂膏的去角質、去雜質和排毒效果驚人，還會帶給皮膚柔嫩、滑順、青春和清新的感受！我喜歡每禮拜使用 1～2 次，皮膚會變得好極了，身體還會排毒。一邊去角質，一邊想像從體內排出毒素，再度恢復活力，去角質過後別忘了擦身體油或乳液滋潤肌膚。

---

1 個	240ml 梅森瓶	▷ 容量：1 杯（一次用量）
3 根	塑膠滴管	▷ 塗抹
13 滴	甜茴香精油	▷ 適用於 5 歲以上
19 滴	杜松漿果精油	
32 滴	檸檬精油	
180ml	瀉鹽（細顆粒）	
1/4 杯	（60ml）甜杏仁油或葵花油	

> ❶ 塗抹後 12 小時內，不要曬太陽或使用日曬機。孕婦和哺乳媽媽避免使用，如果有雌激素相關的癌症或子宮內膜異位症，也不要使用。

1. 以塑膠滴管取用精油，全數滴入 240ml 梅森瓶。
2. 鎖緊瓶蓋，輕輕搖晃瓶身 1 分鐘。
3. 添加基底油，鎖緊瓶蓋，輕輕搖晃瓶身 2 分鐘。
4. 慢慢拌入瀉鹽，貼上標籤。
5. 每次使用前記得攪拌，按摩沾水的肌膚，然後洗淨，別忘了塗抹身體油或乳液，為肌膚補充水分。
6. 享受芳療的奇效，排出體內毒素！

38

抗橘皮組織磨砂膏

磨砂膏會促進循環和淋巴引流,可以消除橘皮組織和緊實肌膚。這款磨砂膏可以塗抹全身,或者專門塗抹長橘皮組織及容易長橘皮組織的部位,例如臀部、大腿和髖部。每次去角質之後,一定要用身體油或乳霜滋潤肌膚,比方纖體按摩霜(第 77 頁),效果會更好。

1 個	240ml 梅森瓶	▶ 容量:1 杯(一次用量)
3 根	塑膠滴管	▶ 塗抹
23 滴	葡萄柚精油	▶ 適用於 5 歲以上
17 滴	杜松漿果精油	
23 滴	檸檬精油	
180ml	瀉鹽(細顆粒)	
1/4 杯	(60ml)甜杏仁油或葵花油	

❗ 塗抹後 12 小時內,不要曬太陽或使用日曬機。

1. 以塑膠滴管取用精油,全數滴入 240ml 梅森瓶。
2. 鎖緊瓶蓋,輕輕搖晃瓶身 1 分鐘。
3. 添加基底油,鎖緊瓶蓋,輕輕搖晃瓶身 2 分鐘。
   慢慢拌入瀉鹽,貼上標籤。
4. 每次使用前記得攪拌,按摩有橘皮組織的肌膚,也可以預防性塗在容易長肥胖紋的部位,例如腹部、大腿和髖部。
5. 去角質過後沖洗乾淨,別忘了塗抹身體油或乳液,為肌膚補充水分。

39
緊緻柔滑抗橘皮組織全身裹敷

如果有長橘皮組織或肌膚鬆弛，或者有燃脂的打算，絕對要試試身體裹敷！身體裹敷超適合促進循環、排除毒素和緊緻柔滑肌膚，最好在每次沖完熱水澡，熱氣打開毛孔，肌膚吸收效果最好。我還要強調一點，做身體裹敷的前、中、後，都要記得喝水。

---

1 個　60ml 玻璃滴管瓶	▶ 容量：60ml
3 根　塑膠滴管	▶ 塗抹
22 滴　甜茴香精油	▶ 適用於 5 歲以上
30 滴　葡萄柚精油	
20 滴　檸檬精油	
60ml　任選基底油（建議芝麻油）	

🛈 塗抹後 12 小時內，不要曬太陽或使用日曬機。孕婦和哺乳媽媽避免使用，如果有雌激素相關的癌症或子宮內膜異位症，也不要使用。

---

1. 以塑膠滴管取用精油，全數滴入滴管瓶。
2. 鎖緊瓶蓋，輕輕搖晃瓶身 1 分鐘。
3. 添加基底油，輕輕搖晃瓶身 2 分鐘，貼上標籤。
4. 按摩手腕、大腿、臀部和其他長橘皮組織的部位，記得蓋上輕薄的布料（例如棉布或舊 T 恤），外面再捆 5 層保鮮膜，留置 1 小時。做身體裹敷的前、中、後，都要記得喝水。
5. 享受芳療的奇效，緊緻柔滑你的肌膚吧！

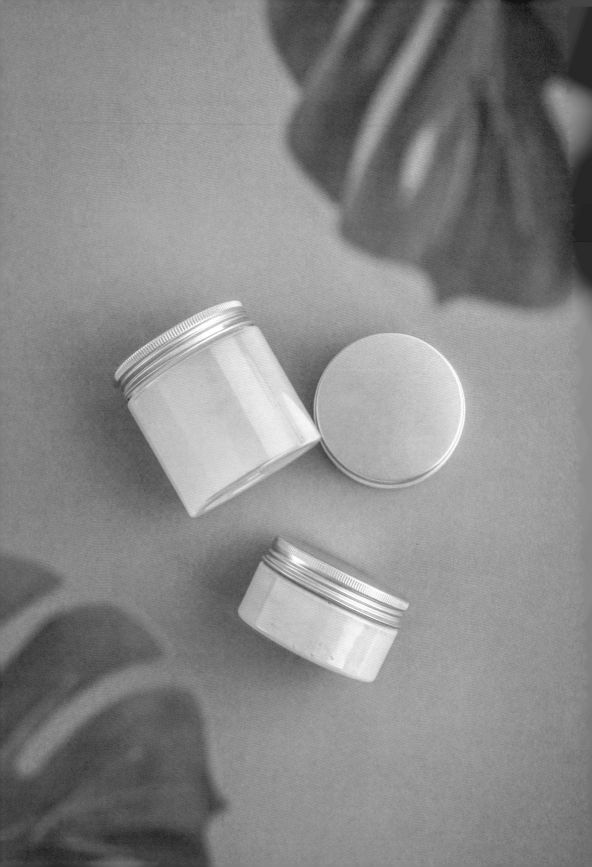

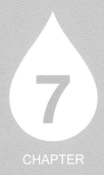

CHAPTER

消化
digestion

40
抗反胃鼻吸棒

————

　　反胃令人不舒服，渾身不自在。此時，嗅聞精油會大幅改善不適。這些精油會緩解不舒服的胃，安定神經系統，澄清思緒，幫助消化和消脹氣。當你使用鼻吸棒，記得專注於當下，不斷對自己說正向肯定語：「我很接地氣，我是安全的、平靜的，我信任生命的過程。」

空的　鼻吸棒

3 根　塑膠滴管

13 滴　生薑精油

12 滴　真正薰衣草精油

5 滴　胡椒薄荷精油

▶ 容量：1 根鼻吸棒

▶ 直接嗅吸

▶ 適用於 5 歲以上

---

1. 以塑膠滴管取用精油，全數滴入小玻璃碗。
2. 打開鼻吸棒的蓋子，用鑷子取出棉條，放入裝著精油的玻璃碗，直到吸飽精油完全為止。
3. 用鑷子取出吸飽精油的棉條，放回鼻吸棒。
4. 鎖緊鼻吸棒的蓋子，貼上標籤。
5. 每次嗅吸時，轉開鼻吸棒的蓋子，嗅吸 2～5 分鐘。
6. 享受芳療的奇效，緩解噁心反胃吧！

41
消炎按摩油

———

　　身體發炎對每一個器官都有害。這款按摩油可以塗抹全身，消除全身上下的發炎和緊繃，也可以只塗抹緊繃痠痛的部位。此外，按摩腹部會緩解腸道發炎，運動後按摩可防止隔天肌肉痠痛。

---

1 瓶　60ml 玻璃滴管瓶	▶ 容量：60ml
3 根　塑膠滴管	▶ 塗抹
13 滴　生薑精油	▶ 適用於 5 歲以上
20 滴　真正薰衣草精油	
5 滴　胡椒薄荷精油	
60ml　任選基底油	

---

1. 以塑膠滴管取用精油，全數滴入滴管瓶。
2. 鎖緊瓶蓋，輕輕搖晃瓶身 1 分鐘。
3. 添加基底油，輕輕搖晃瓶身 2 分鐘，貼上標籤。
4. 按摩痠痛緊繃的肌肉，如果可以自己按摩背部，或者找人幫你會很有效。
5. 享受芳療的奇效，緩解身體發炎吧！

42
消脹氣按摩油

如果你覺得肚子脹脹的,有一股不舒服的鼓脹感,通常是因為飲食不良,絕對要搞清楚你身體對哪些食物有反應,以後盡量少吃。因為通常會同時發生排氣和脹氣的症狀,如果還是不小心脹氣了,用這個按摩腹部會幫助消化和消脹氣,也會緩解排氣。

---

1 個　60ml 玻璃滴管瓶　　　　▶ 容量:60ml

3 根　塑膠滴管　　　　　　　　▶ 塗抹

17 滴　甜茴香精油　　　　　　　▶ 適用於 5 歲以上

23 滴　生薑精油

8 滴　胡椒薄荷精油

1/4 杯　(60ml)任選基底油

---

❶ 孕婦和哺乳媽媽避免使用,如果有雌激素相關的癌症或子宮內膜異位症,也不要使用。

---

1. 以塑膠滴管取用精油,全數滴入 60ml 滴管瓶。
2. 鎖緊瓶蓋,輕輕搖晃瓶身 1 分鐘。
3. 添加基底油,輕輕搖晃瓶身 2 分鐘,貼上標籤。
4. 按摩腹部會消脹氣和幫助消化。順時針按摩會舒緩便秘,逆時針按摩會舒緩腹瀉。
5. 享受芳療的奇效,消脹氣吧!

43
改善便秘按摩油

———

　　便秘會增加體重，導致胃痛、胃痙攣和腸胃不適。使用這款按摩油，以順時針方向按摩腹部很有用。為什麼要順時針呢？這是要順著消化系統天生的方向。你也要攝取足夠的膳食纖維，還要做運動，動一動筋骨。

1 個　60ml 玻璃滴管瓶	▶ 容量：60ml
3 根　塑膠滴管	▶ 塗抹
24 滴　甜茴香精油	▶ 適用於 5 歲以上
24 滴　生薑精油	
24 滴　檸檬精油	
60ml　任選基底油	

❗ 塗抹後 12 小時內，不要曬太陽或使用日曬機。孕婦和哺乳媽媽避免使用，如果有雌激素相關的癌症或子宮內膜異位症，也不要使用。

———

1. 以塑膠滴管取用精油，全數滴入 60ml 滴管瓶。
2. 鎖緊瓶蓋，輕輕搖晃瓶身 1 分鐘。
3. 添加基底油，輕輕搖晃瓶身 2 分鐘，貼上標籤。
4. 順時鐘方向按摩腹部，會緩解便秘和幫助消化。
5. 享受芳療的奇效，讓自己鬆口氣吧！

44
幫助消化按摩油

你減重的過程中，可能會嘗試各種食物和運動，找到最適合你自己的配方。消化是從食物吸收營養，排出身體不需要的廢物。消化系統越正常，身體越健康。飲食會改善或傷害消化系統，端視你有沒有找到適合的飲食，但這要花時間嘗試，而這款按摩油有助於維持消化系統的健全。

---

1 個　60ml 玻璃滴管瓶

3 根　塑膠滴管

30 滴　檸檬精油

18 滴　胡椒薄荷精油

60ml　任選基底油

▶ 容量：60ml

▶ 塗抹

▶ 適用於 5 歲以上

❗ 塗抹後 12 小時內，不要曬太陽或使用日曬機。

---

1. 以塑膠滴管取用精油，全數滴入 60ml 滴管瓶。
2. 鎖緊瓶蓋，輕輕搖晃瓶身 1 分鐘。
3. 添加基底油，輕輕搖晃瓶身 2 分鐘，貼上標籤。
4. 按摩腹部可以幫助消化。順時針按摩會舒緩便秘，逆時針按摩會舒緩腹瀉。
5. 享受芳療的奇效，維持消化正常吧！

45
舒緩胃痛按摩油

每當胃黏膜發炎，就會感到胃部疼痛。為了吸收到最多的營養，絕對要少吃發炎食物，如此一來才可以幫助消化，緩解腸胃發炎。胃痛時用這個配方按摩腹部，一來可舒緩胃痛，二來促進消化健康。

---

1 個　60ml 滴管瓶

3 根　塑膠滴管

20 滴　甜茴香精油

20 滴　杜松漿果精油

24 滴　真正薰衣草精油

60ml　任選基底油

▶ 容量：60ml

▶ 塗抹

▶ 適用於 5 歲以上

---

❶ 孕婦和哺乳媽媽避免使用，如果有雌激素相關的癌症或子宮內膜異位症，也不要使用。

---

1. 以塑膠滴管取用精油，全數滴入 60ml 滴管瓶。
2. 鎖緊瓶蓋，輕輕搖晃瓶身 1 分鐘。
3. 添加基底油，輕輕搖晃瓶身 2 分鐘，貼上標籤。
4. 按摩腹部可以舒緩胃痛和調節消化功能。順時針按摩會舒緩便秘，逆時針按摩會舒緩腹瀉。
5. 享受芳療的奇效，舒緩一下胃痛！

46

助消化滾珠瓶

消化系統難免會出問題，所以我才調製這款滾珠瓶：適合隨身攜帶，隨時想塗就塗。這個配方用途廣泛，有助於緩解胃痛、排氣、便秘、腹瀉、腸胃不適、反胃、胃灼熱和胃食道逆流，不妨放在手提包或背包，以備不時之需。

---

1 個　10ml 滾珠瓶
4 根　塑膠滴管
3 滴　甜茴香精油
3 滴　杜松漿果精油
2 滴　檸檬精油
10ml　任選基底油

▶ 容量：10ml
▶ 塗抹
▶ 適用於 5 歲以上

❗ 塗抹後 12 小時內，不要曬太陽或使用日曬機。孕婦和哺乳媽媽避免使用，如果有雌激素相關的癌症或子宮內膜異位症，也不要使用。

---

1. 以塑膠滴管取用精油，全數滴入 10ml 滴管瓶。鎖緊瓶蓋，輕輕搖晃瓶身 1 分鐘。
2. 添加基底油，輕輕搖晃瓶身 2 分鐘，貼上標籤。
3. 順時鐘方向按摩腹部或腳底，可以調節消化系統。
4. 享受芳療的奇效，幫助消化吧！

47
消脹氣滾珠瓶

　　如果放任脹氣不管，恐怕會導致胃部嚴重疼痛和痙攣，別忘了排氣是正常生理功能，每個人都會這樣！這個配方可以塗在腹部和腳底消氣，但是你仍要搞清楚哪些是你的產氣食物，以後盡量不吃或少吃。

1 個　10ml 滾珠瓶	▶ 容量：10ml
4 根　塑膠滴管	▶ 塗抹
3 滴　甜茴香精油	▶ 適用於 5 歲以上
4 滴　生薑精油	
1 滴　杜松漿果精油	
10ml　任選基底油	

❶ 孕婦和哺乳媽媽避免使用，如果有雌激素相關的癌症或子宮內膜異位症，也不要使用。

1. 以塑膠滴管取用精油，全數滴入 10ml 滴管瓶。鎖緊瓶蓋，輕輕搖晃瓶身 1 分鐘。
2. 添加基底油，輕輕搖晃瓶身 2 分鐘，貼上標籤。
3. 順時鐘方向按摩腹部或腳底，可以幫助排氣，進而消脹氣。
4. 享受芳療的奇效，順利排氣！

48
保健腸道滾珠瓶

————

　　改善飲食習慣會治療腸道，促進正常排便。幫助腸道保健的食物，包括發酵蔬菜、生菜、水果、堅果和種子。如果想另外補充保健食品，最好先跟內科醫師或整體醫療醫師討論過。這款滾珠瓶對常見消化問題很有效，例如便秘、腹瀉、排氣、腹痛。

---

1 個　10ml 滾珠瓶	▶ 容量：10ml
4 根　塑膠滴管	▶ 塗抹
2 滴　生薑精油	▶ 適用於 5 歲以上
3 滴　檸檬精油	
3 滴　胡椒薄荷精油	
10ml　任選基底油	

❗ 塗抹後 12 小時內，不要曬太陽或使用日曬機。

1. 以塑膠滴管取用精油，全數滴入 10ml 滴管瓶。鎖緊瓶蓋，輕輕搖晃瓶身 1 分鐘。
2. 添加基底油，輕輕搖晃瓶身 2 分鐘，貼上標籤。
3. 順時鐘方向按摩腹部，或者按摩腳底，可以修復腸道，改善腸道健康。
4. 享受芳療的奇效，保健你的腸道！

49
緩解胃灼熱滾珠瓶

　　胃灼熱是胸口／喉嚨有灼熱感，通常是因為食物過油、過辛辣或過鹹，以及攝取酒類、咖啡因、乳製品和碳酸飲料等。引發胃灼熱的食物因人而異。這款配方有助於緩解胃灼熱的常見症狀，如果你經常胃灼熱，而且跟特定食物無關，請務必看內科醫師或整體醫療醫師。

1 個	10ml 滾珠瓶	▶ 容量：10ml
4 根	塑膠滴管	▶ 塗抹
3 滴	生薑精油	▶ 適用於 5 歲以上
2 滴	真正薰衣草精油	
3 滴	檸檬精油	
10ml	任選基底油	

❗ 塗抹後 12 小時內，不要曬太陽或使用日曬機。

1. 以塑膠滴管取用精油，全數滴入 10ml 滴管瓶。鎖緊瓶蓋，輕輕搖晃瓶身 1 分鐘。
2. 添加基底油，輕輕搖晃瓶身 2 分鐘，貼上標籤。
3. 塗抹腳底，或者順時鐘方向按摩腹部，也可以塗在手腕隨時吸入。
4. 享受芳療的奇效，緩解一下痛苦！

50
肚子痛滾珠瓶

———

每次開會前、演講前或看門診前，你會不會開始肚子痛，腸胃不太舒服呢？焦慮和緊張可是會影響腸胃和消化系統，這款滾珠瓶塗在腳底、腹部和手腕，有助於安定腸胃和心靈，同時試著專注於當下，別擔心還沒發生的事情，盡量專心呼吸和活在當下。

1 個	10ml 滾珠瓶	▶ 容量：10ml
4 根	塑膠滴管	▶ 塗抹
3 滴	生薑精油	▶ 適用於 5 歲以上
1 滴	葡萄柚精油	
4 滴	真正薰衣草精油	
10ml	任選基底油	

❗ 塗抹後 12 小時內，不要曬太陽或使用日曬機。

1. 以塑膠滴管取用精油，全數滴入 10ml 滴管瓶。鎖緊瓶蓋，輕輕搖晃瓶身 1 分鐘。
2. 添加基底油，輕輕搖晃瓶身 2 分鐘，貼上標籤。
3. 塗抹腳底，或者順時鐘方向按摩腹部，也可以塗在手腕隨時吸入。
4. 享受芳療的奇效，消除緊張的感覺！

51
胃食道逆流按摩霜

胃食道逆流和胃灼熱症狀，會讓胸口和喉嚨有不舒服的灼熱感，很難馬上緩解，尤其是出門在外的時候。這個配方塗抹腹部和胸口，有助於改善胃食道逆流的症狀。然後你可以想辦法轉移注意力，避免會越想越不舒服，例如：專注於呼吸，感受冷空氣流過鼻竇，以及暖空氣竄出鼻竇。去看書或泡澡，或者不斷對自己說正面肯定語，反正就是轉移注意力，別再想胃食道逆流這件事了！

1 個	240ml 梅森瓶	▶ 容量：60ml
3 根	塑膠滴管	▶ 塗抹
12 滴	真正薰衣草精油	▶ 適用於 5 歲以上
21 滴	檸檬精油	
15 滴	胡椒薄荷精油	
1/4 杯	（60ml）椰子油	

❶ 塗抹後 12 小時內，不要曬太陽或使用日曬機。

1. 以塑膠滴管取用精油，全數滴入小玻璃碗，攪拌均勻。
2. 添加椰子油，攪拌到成為滑順的乳霜質地，最好用攪拌棒，再不然也可以用打蛋器。
3. 倒入梅森瓶，貼上標籤。
4. 順時鐘方向按摩腹部，可以緩解胃食道逆流的不適，也可以直接按摩胸口。
5. 享受芳療的奇效，專注於當下吧！

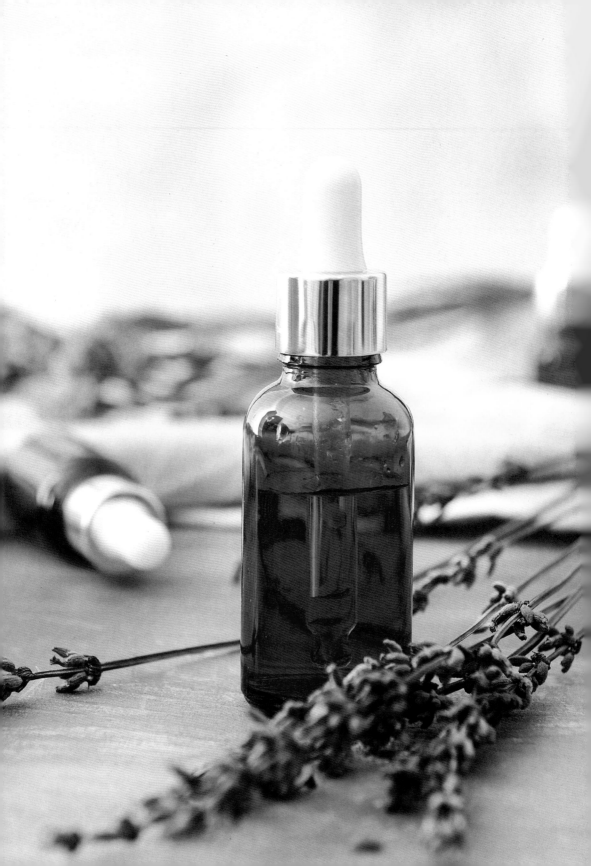

CHAPTER

睡眠 & 安定

sleep & calm

52
頭腦清晰擴香

人生難免會面臨挑戰，絕對要有一顆清晰的頭腦，尤其是要做決定的時候，這個配方會幫助你保持思路清晰，克服人生中的挑戰。每當我無法判斷情勢，就會使用這個擴香配方，讓我頭腦清晰和內心安定。這個配方也有提振效果，讓你懷著快樂滿足的心情，對自己做出的決定有信心。

1 個　10ml 滴塞瓶	▶ 容量：10ml（大約擴香 20 次）
3 根　塑膠滴管	▶ 間接嗅吸
70 滴　生薑精油	▶ 適用於 5 歲以上
120 滴　檸檬精油	
20 滴　胡椒薄荷精油	
擴香儀	

1. 以塑膠滴管取用精油，滴入 10ml 滴塞瓶。
2. 插入滴塞，鎖緊瓶蓋，輕輕搖晃瓶身大約 1 分鐘，然後貼上標籤。
3. 每次滴 8～12 滴到擴香儀，擴香 30 分鐘。
4. 享受芳療的奇效，保持頭腦清晰！

53
情緒平衡擴香

　　情緒每天都在變，有時候甚至瞬息萬變。人生很難保持身體、情緒和心理的平衡，但這個配方會幫助你完成，並且在心情低落的時候穩住自己。我會在傷心的時刻使用這個擴香配方，為生活增添幸福和喜悅。

---

1 個	10ml 滴塞瓶	▶ 容量：10ml（大約擴香 20 次）
3 根	塑膠滴管	▶ 間接嗅吸
30 滴	甜茴香精油	▶ 適用於 5 歲以上
100 滴	葡萄柚精油	
80 滴	杜松漿果精油	

擴香儀

❗ 孕婦和哺乳媽媽避免使用，如果有雌激素相關的癌症或子宮內膜異位症，也不要使用。

---

1. 以塑膠滴管取用精油，滴入 10ml 滴塞瓶。
2. 插入滴塞，鎖緊瓶蓋，輕輕搖晃瓶身大約 1 分鐘，然後貼上標籤。
3. 每次滴 8～12 滴到擴香儀，擴香 30 分鐘。
4. 享受芳療的奇效，保持平衡！

54

深眠擴香

　　每個人都要有足夠的睡眠，尤其想減輕體重的時候。食慾大增、老是嘴饞、精神不濟、代謝慢、忘東忘西、情緒波動，都是睡眠不足和睡得不安穩的徵兆。為了改善睡眠品質，至少睡前一小時要關閉電子產品，讓自己在固定的時間睡覺和起床，晚上不要喝咖啡因飲料，也不要喝酒，還要記得使用這個配方。

---

1 個　10ml 滴塞瓶	▶ 容量：10ml（大約擴香 20 次）
3 根　塑膠滴管	▶ 間接嗅吸
120 滴　真正薰衣草精油	▶ 所有年齡層都可以使用
70 滴　廣藿香精油	
20 滴　岩蘭草精油	
擴香儀	

---

1. 以塑膠滴管取用精油，滴入 10ml 滴塞瓶。
2. 插入滴塞，鎖緊瓶蓋，輕輕搖晃瓶身大約 1 分鐘，然後貼上標籤。
3. 每次滴 8～12 滴到擴香儀，擴香 30 分鐘。
4. 享受芳療的奇效，給自己深層的睡眠！

55
找回內在平靜鼻吸棒

減重的過程中，偶爾會撐不下去，思緒一片混亂，覺得人生好難。這款鼻吸棒會幫助內在平靜，帶給你滿足、安定和寧靜的感受，記得要一邊深呼吸，專注於你目前為止的進步，對自己有耐心，放慢腳步，放下過去、負面思考和情緒。你絕對可以也絕對會撐過去，你還會從中多認識自己的身體和心理。

空的　鼻吸棒　　　　　　▷ 容量：1 根鼻吸棒

3 根　塑膠滴管　　　　　▷ 直接嗅吸

12 滴　檸檬精油　　　　　▷ 所有年齡層都可以使用

12 滴　真正薰衣草精油

6 滴　廣藿香精油

---

1. 以塑膠滴管取用精油，全數滴入小玻璃碗。
2. 打開鼻吸棒的蓋子，用鑷子取出棉條，放入裝著精油的玻璃碗，直到吸飽精油為止。
3. 用鑷子取出吸飽精油的棉條，放回鼻吸棒。
4. 鎖緊鼻吸棒的蓋子，貼上標籤。
5. 每次嗅吸時，轉開鼻吸棒的蓋子，嗅吸 2～5 分鐘。
6. 享受芳療的奇效，回歸平靜吧！

能量提振鼻吸棒

你有沒有灰心、傷心、憤怒或憂鬱的感受呢？你是不是卡關了呢？你是不是迷失了，頓時不知所措呢？在減重的過程中，心裡很容易負面思考，但這種想法於事無補，這時候嗅吸這款鼻吸棒，可以鼓舞你、支持你，有助於提振心情，補充元氣，促進正向思考。記得要相信自己！對自己寬容，把過去放下，不斷對自己說正面肯定語。比方你卡關了，那就跟自己說：「我愛我自己，我接納我自己，我無條件愛自己，我對自己驕傲。」

空的　鼻吸棒	▶ 容量：1 根鼻吸棒
3 根　塑膠滴管	▶ 直接嗅吸
6 滴　生薑精油	▶ 所有年齡層都可以使用
13 滴　葡萄柚精油	
11 滴　檸檬精油	

1. 以塑膠滴管取用精油，全數滴入小玻璃碗。
2. 打開鼻吸棒的蓋子，用鑷子取出棉條，放入裝著精油的玻璃碗，直到吸飽精油為止。
3. 用鑷子取出吸飽精油的棉條，放回鼻吸棒。
4. 鎖緊鼻吸棒的蓋子，貼上標籤。
5. 每次嗅吸時，轉開鼻吸棒的蓋子，嗅吸 2～5 分鐘。
6. 享受芳療的奇效，鼓舞自己吧！

57
寧靜身體按摩油

這款按摩油適合用來放鬆自己，在忙了一整天後找回內在寧靜，也適合在你不堪負荷或焦慮不已的時刻。這款按摩油不僅香氣宜人，也有助於安定神經系統，還可以當成身體油使用，我個人喜歡在睡前洗完澡塗抹。

1 個　（60ml）玻璃滴管瓶	▶ 容量：60ml
3 根　塑膠滴管	▶ 塗抹
25 滴　真正薰衣草精油	▶ 適用於 5 歲以上
13 滴　檸檬精油	
10 滴　岩蘭草精油	
60ml　任選基底油	

❶ 塗抹後 12 小時內，不要曬太陽或使用日曬機。

1. 以塑膠滴管取用精油，全數滴入滴管瓶。
2. 鎖緊瓶蓋，輕輕搖晃瓶身 1 分鐘。
3. 添加基底油，輕輕搖晃瓶身 2 分鐘，貼上標籤。
4. 按摩身體，尤其是頸部或你感覺緊繃的部位。
5. 享受芳療的奇效，找回寧靜吧！

揮別壓力滾珠瓶

　　有壓力就不容易減重，搞不好還反而更重！把壓力控管好，自然會克制嘴饞，避免飲食過量，避免情緒性飲食，加速新陳代謝和舒緩疲憊。這個配方可以單獨使用，或者搭配其他的舒壓活動，例如做運動（尤其是瑜伽）、冥想、漸進式肌肉放鬆練習、正向肯定、深呼吸、跳舞或泡澡。

---

1 個	10ml 滾珠瓶	▶ 容量：10ml
4 根	塑膠滴管	▶ 塗抹
1 滴	甜茴香精油	▶ 適用於 5 歲以上
4 滴	葡萄柚精油	
3 滴	真正薰衣草精油	
10ml	任選基底油	

❶ 塗抹後 12 小時內，不要曬太陽或使用日曬機。孕婦和哺乳媽媽避免使用，如果有雌激素相關的癌症或子宮內膜異位症，也不要使用。

---

1. 以塑膠滴管取用精油，全數滴入滾珠瓶。鎖緊瓶蓋，輕輕搖晃瓶身 1 分鐘。
2. 添加基底油，鎖緊瓶蓋，輕輕搖晃瓶身 2 分鐘，貼上標籤。
3. 塗在腳掌，塗在後頸和背後兩側腎臟，或者塗抹手腕隨時吸入。
4. 享受芳療的奇效，紓解你的壓力吧！

59
緩解焦慮噴霧

　　過渡期特別容易焦慮，畢竟會提心吊膽，緊張不已，不知所措。這款噴霧讓人自然安定下來，對神經系統有幫助。每當我焦慮的時候，就愛用這噴霧，一邊深呼吸。我會想像自己是一棵樹，樹根持續往地底扎根，瞬間就會感到安定、連結、支持，跟自己身體合而為一。

---

1 個	60ml 噴霧瓶	▶ 容量：60ml
3 根	塑膠滴管	▶ 間接嗅吸，塗抹
12 滴	生薑精油	▶ 所有年齡層都可以使用
18 滴	杜松漿果精油	
18 滴	廣藿香精油	
60ml	水	

---

1. 用塑膠滴管把所有精油滴入 60ml 噴霧瓶。
2. 鎖緊瓶蓋，搖晃瓶身大約 1 分鐘。
3. 拿掉瓶蓋，添加水。
4. 鎖緊瓶蓋，搖晃瓶身大約 2 分鐘。
5. 每次使用前搖一搖，可以直接噴在身上，或當成室內噴霧使用。
6. 享受芳療的奇效，舒緩焦慮！

60

安定沐浴露

———

　　這款沐浴露會帶來安定、冷靜而穩定的感受，幫助你澄清思緒、安定神經系統和放鬆肌肉，你不會再過度沉著或過度振奮，所以在清晨、白天和夜晚都適用。我喜歡在忙了一整天後使用，可以放鬆身體和安定心靈，讓自己快點入睡，睡得深層一點。植物甘油會滋潤肌膚，但就算不添加也無妨，所以買不到也別擔心。

1 個	360ml 按壓給皂瓶	▶ 容量：360ml
3 根	塑膠滴管	▶ 塗抹並洗淨
16 滴	葡萄柚精油	▶ 適用於 5 歲以上
12 滴	杜松漿果精油	
20 滴	真正薰衣草精油	
1/3 杯	卡斯提亞橄欖液態皂	
1/3 杯	蜂蜜	
1/3 杯	任選基底油	
1 大匙	植物甘油（可有可無）	

❗ 塗抹後 12 小時內，不要曬太陽或使用日曬機。

1. 以塑膠滴管取用精油，全數滴入 360ml 按壓給皂瓶，鎖緊瓶蓋，輕輕搖晃瓶身 1 分鐘。
2. 打開瓶蓋，添加卡斯提亞橄欖液態皂、蜂蜜、基底油和甘油。
3. 鎖緊瓶蓋，輕微搖晃瓶身 2 分鐘，貼上標籤。
4. 擠在手上，或者毛巾或沐浴球，讓泡沫覆蓋肌膚，然後洗淨。

61

洗去一身疲憊沐浴鹽

　　忙了一整天，最好要放鬆、修復身體。這些精油都會放鬆身心，喜馬拉雅粉紅鹽能夠促進循環，舒緩肌肉疼痛和緊繃，排出身體毒素。你一邊泡澡，記得一邊深呼吸，每一次吸氣，想著你感謝的事情，每一次呼吸，想著你想放下的事情，比方你可以吸入自信，呼出自我懷疑。

---

1 個　240ml 梅森瓶	▶ 容量：1 杯（一次用量）
3 根　塑膠滴管	▶ 塗抹
5 滴　杜松漿果精油	▶ 適用於 5 歲以上
5 滴　真正薰衣草精油	
3 滴　檸檬精油	
1 杯　喜馬拉雅粉紅鹽（粗細皆宜）	

❗ 塗抹後 12 小時內，不要曬太陽或使用日曬機。

1. 以塑膠滴管取用精油，滴入小玻璃碗，直接攪拌均勻。
2. 添加喜馬拉雅粉紅鹽，攪拌均勻。
3. 如果想多做一點，記得裝在梅森瓶，貼上標籤。
4. 準備使用時，倒入浴缸中，放滿溫水。
5. 享受芳療的奇效，洗去一身疲憊吧！

舒緩緊繃沐浴鹽

這款沐浴鹽巧妙結合各種舒緩緊繃的材料，讓你釋放一整天累積的緊繃。瀉鹽會修復受損乾燥肌膚，釋放肌肉緊繃疼痛，紓解壓力和消炎，如果再搭配「漸進式肌肉放鬆法」效果更佳——給自己幾個深呼吸，從頭到腳掃描全身，確認哪些部位是緊繃的，先收縮那些肌肉5～10秒，然後趁呼氣的時候放鬆肌肉，感覺緊繃感煙消雲散。

---

1 個　240ml 梅森瓶　　▶ 容量：1 杯（一次用量）

3 根　塑膠滴管　　　　▶ 塗抹

4 滴　生薑精油　　　　▶ 適用於 5 歲以上

5 滴　真正薰衣草精油

3 滴　檸檬精油

1 杯　瀉鹽（粗細皆宜）

❗ 塗抹後 12 小時內，不要曬太陽或使用日曬機。

1. 以塑膠滴管取用精油，滴入小玻璃碗，直接攪拌均勻。
2. 添加瀉鹽，攪拌均勻。
3. 如果想多做一點，記得裝在梅森瓶，貼上標籤。
4. 準備使用時，倒入浴缸中，放滿溫水。
5. 享受芳療的奇效，釋放緊繃吧！

63

深度放鬆淋浴球

你找不到時間泡澡嗎？還是你不喜歡泡澡？淋浴也有療癒效果喔！當熱水碰到這款淋浴球，精油會立刻釋放到蒸氣中，不妨給自己幾個深呼吸，吸入精油的香氛，感受身心放鬆。如果你覺得還不夠，洗掉身上塗抹的肥皂時，一邊想像水會帶走你的念頭、懷疑和恐懼。

3 根	塑膠滴管	▶ 容量：大約 6 錠
40 滴	杜松漿果精油	▶ 間接嗅吸
50 滴	真正薰衣草精油	▶ 適用於 5 歲以上
30 滴	岩蘭草精油	
2 杯	小蘇打	
1 杯	檸檬酸	
3～5 大匙水		

1. 以塑膠滴管取用精油，滴入小玻璃碗，直接攪拌均勻。
2. 拿一個中玻璃碗，混合小蘇打和檸檬酸。
3. 慢慢把水拌入乾燥的材料中，一次只加 1 大匙水，分批加入，直到攪拌成濃稠滑順，然後再添加精油，攪拌均勻為止。
4. 倒入矽膠模型或瑪芬模型，記得要壓緊。
5. 讓淋浴球靜置乾燥 24 小時。
6. 淋浴時，取一顆淋浴球放在地上，當清水碰到淋浴球，就會把精油釋放到蒸氣中，一邊淋浴，一邊深呼吸，直到淋浴球完全溶解為止。

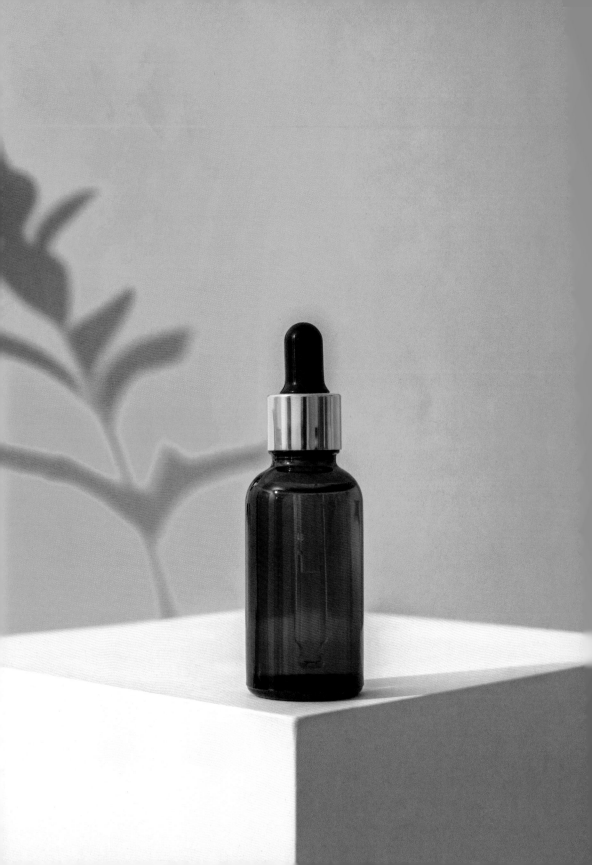

參考資源

　　這裡列出延伸閱讀清單，方便大家查詢精油、芳療、飲食和減重的知識。

芳療

《破解精油：一次學會各流派芳療大師的調配祕技，飽覽最新的精油科學實證效用》（Essential Oils: A Handbook for Aromatherapy Practice），珍妮佛‧碧絲‧琳德（Jennifer Peace Rhind），大樹林出版社

《精油的療癒智慧：芳療科學深度之旅》（The Healing Intelligence of Essential Oils），寇特‧史納伯特（Kurt Schnaubelt），世茂出版社

《醫學芳療：以精油自我療癒》（Medical Aromatherapu: Healing with Essential Oils），寇特‧史納伯特（Kurt Schnaubelt），Frog Books 出版社

紐約芳香學院（New York Institute of Aromatic）官網，www. aromaticstudies.com

鼠尾草身心療癒中心（Sage Mind and Body）官網，www. sagemindandbodymn.com

《375 種精油純露大全》（375 Essential Oils and Hydrosols），簡恩‧羅絲（Jeanne Rose），North Atlantic Books 出版社

心靈指引

《為自己綻放》（Bloom for Yourself），艾普羅葛林（April Green），Flower Press Publishing 出版社

《取悅自己》（Earn Your Happy）播客節目。

《女孩洗把臉：百萬人氣網紅企業家，教妳從 20 個不快樂的謊言裡醒過來》（Girl, Wash Your Face），瑞秋・霍利斯 (Rachel Hollis)，格子外面文化事業有限公司

徵求療癒師（Healers Wanted）官網，www.healerswanted.com

冥想計時器 App（Insight Timer Meditation）

《深情女性指引卡》（Soulful Woman Guidance Cards），舒珊・摩夫瑟仙（Shushann Movsessian）和潔瑪・桑默斯（Gemma Summers），Llewellyn Publications 出版社

正向肯定語 App（Spirit Junkie Affirmation）

《宇宙挺你卡》（The Universe Has Your Back），蓋布瑞爾・班恩史坦（Gabrielle Bernstein），Hay House 出版社

《創造生命的奇蹟》（You Can Heal Your Life），露易絲・賀（Louise L. Hay），方智出版社

健康和減重

《排毒奇蹟全書》（The Detox Miracle Sourcebook），羅伯‧莫斯（Robert Morse），Kalindi Press 出版社

《舌尖上的騙局》（The Dorito Effect），馬克‧史蓋茲克（Mark Schatzker），時報出版

《餐叉勝過手術刀》（Forks Over Knives: The Plant-Based Way to Health），吉恩‧史東（Gene Stone），原水文化

整全營養官網，www.integrative nutrition.com

《整全營養：以終生為考量的健康觀和幸福觀》（Integrative Nutrition: A Whole-Life Approach to Health and Happiness），約書亞‧羅森泰（Joshua Rosen thal），Integrative Nutrition 出版社

安全性

《精油安全專業指南：芳療師與個人的安全指南》（Essential Oil Safety），羅伯‧滴莎蘭德（Robert Tisserand）等人，鄉村國際

謝辭
Acknowledgements

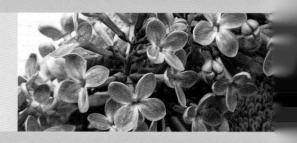

　　我想感謝幾個人，多虧了他們，我才能夠走到這裡。

　　首先是整脊師喬莎奧斯汀，自從我覺悟自己必須改變，她就一直陪伴我，協助我調整飲食、減重和不復胖。她也主持女性賦權活動，讓我有勇氣展開保健教練和芳療師培訓，我才會有機會創業，以及寫這本書！

　　再來，是我的針灸師萊西克琳，她跟整脊師聯手合作，在減重的過程中支持我的身體，針灸和拔罐有助於身心靈平衡，同時帶給身體力量，恢復活力，讓我維持固定運動的習慣。

　　最後要感謝我的家人，要不是他們的影響，我也不會成為現在這個樣子。

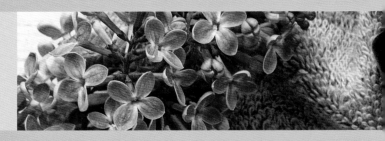

關於作者
Author

莎曼珊‧伯爾納對於保健和養生富有興趣，因為她曾經深受焦慮、強迫症、恐慌症和失眠所苦。

她在明尼蘇達州的伯恩斯維爾，開設了鼠尾草身心療癒中心，提供個人化芳療服務、招牌芳療配方、保健生活教練服務。她擁有美國國家芳療協會（NAHA）芳療師初階認證（正在取得高階認證），整合營養健康教練認證，以及美國自由大學醫務管理學

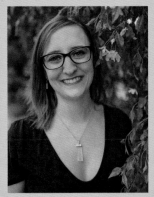

©Angelic Jewel Photography

士，莎曼珊能夠教大家建立和維持健康的生活習慣和飲食，她也會客製化適合的產品，來解決消化、睡眠、焦慮、粉刺和肌肉疼痛的問題。

莎曼珊曾經在整脊和心理保健行業工作過，所以秉持著整體療法的保健觀點，更重要的她是過來人，親身經歷讓她累積豐富實戰經驗，她透過克服自己身體的毛病，嘗試過各式各樣的方法和產品。

莎曼珊熱愛她現在的工作，一直很樂於協助大家達成目標。

國家圖書館出版品預行編目 (CIP) 資料

加速燃脂瘦身的芳香療法：運用 7 支精油和 63 種配方，讓瘦身效果
大躍進，消除腰部與大腿的頑固脂肪！／莎曼珊‧伯爾納（Samantha
Boerner）著；謝明珊翻譯. -- 初版. -- 新北市：大樹林出版社, 2021.08
　　面；　公分. --（自然生活；52）
譯自：Essential oils for promoting weight loss
ISBN 978-986-06007-9-7（平裝）
1.芳香療法 2.香精油 3.減重
418.995　　　　　　　　　　　　　　　　　110009521

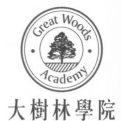

大樹林學院

www.gwclass.com

最新課程 New!
公布於以下官方網站

大树林学苑─微信

課程與商品諮詢

Natural Life 自然生活 52

加速燃脂瘦身的芳香療法
運用 7 支精油和 63 種配方，讓瘦身效果大躍進，消除腰部與大
腿的頑固脂肪！

Essential Oils for Promoting Weight Loss

作　　者／莎曼珊‧伯爾納（Samantha Boerner）
翻　　譯／謝明珊
總 編 輯／彭文富
主　　編／黃懿慧
內文排版／菩薩蠻電腦科技有限公司
封面設計／ Ancy Pi

出 版 者／大樹林出版社
營業地址／ 235 新北市中和區中山路二段 530 號 6 樓之 1
通訊地址／ 235 新北市中和區中正路 872 號 6 樓之 2
　　　　　電話／(02) 2222-7270　傳真／(02) 2222-1270
網　　站／ www.gwclass.com
E – mail ／ notime.chung@msa.hinet.net
Facebook ／ www.facebook.com/bigtreebook

發 行 人／彭文富
劃撥帳號／ 18746459　戶名／大樹林出版社
總 經 銷／知遠文化事業有限公司
地　　址／新北市深坑區北深路 3 段 155 巷 25 號 5 樓
電　　話／ 02-2664-8800　傳真／ 02-2664-8801
本版印刷／ 2022 年 04 月

大樹林學院 ─ LINE

台幣／ 400 元　港幣／ 134 元　ISBN ／ 978-986-06007-9-7

《加速燃脂瘦身的芳香療法》線上回函

掃描 Qrcode，填妥線上回函完整資料，即有機會抽中大獎——
「綠色光合 Phytopia 頑固救星 50ml」乙瓶（市價 2650 元）。

★中獎名額：共 10 名。

★活動日期：即日起～2021 年 10 月 30 日。

★公布日期：2021 年 11 月 02 日會以 EMAIL 通知中獎者。中獎者需於 7 日內用 EMAIL 回
覆您的購書憑證照片（訂單截圖或發票）方能獲得獎品。若超過時間，視同放棄。

★一人可抽獎一次。本活動限台灣本島及澎湖、金門、馬祖。

★追蹤大樹林臉書，搜尋：@ bigtreebook，獲得優惠訊息及新書書訊。

──────────── 贈品介紹 ────────────

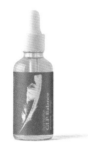

品牌：綠色光合 Phytopia

產品：頑固救星

容量：50ml／瓶

成分：山雞椒、檸檬香茅、日本白柚、雪松、鼠尾草、尤
　　　加利等精油，初榨橄欖油、杏仁油、荷荷芭油。

製造日期：標示於包裝上

使用方法

1. 每日睡前取 10 滴塗抹於腹部肌膚上，塗抹至吸收（約 10-30 秒）即可就寢。

2. 每日飲水量務必超過 2500cc，以免身體自然代謝機能過低而看不出成效。

3. 使用後，請以衛生紙擦拭瓶口。

注意事項

1. 飲食總熱量攝取低於 1000 卡者請勿使用，以免產生食慾恢復的生理保護機制。

2. 懷孕中請勿使用，懷孕期間應以均衡營養及補充所需的熱量為主；減肥這檔事請等到產後
再說喔！

3. 請勿薰香使用、請勿口服、請勿於浴缸中使用以免滑倒。

4. 使用後請勿熱敷，熱敷可能增加敏感機率。

5. 如有特殊醫囑，應徵詢醫師意見後方可使用。

6. 請勿塗抹於胸部或臉部，懷孕者請勿使用，哺乳者請勿於哺乳前一小時內使用。

7. 本產品配方已經過科學設計，請勿自行加入額外精油。

曲線助理 芳香護膚油 50ml / 10ml

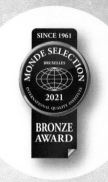

產品榮獲
Monde Selection 國際鑑賞

用天然，回應身體的需要。

綠色光合 Phytopia
擁有19年以上專業配方研發經驗
FDA 國際核可
致力於守護天然的精油生活專家。

回購率第一的曲線助理，您體態的優秀守門員。
每瓶富含杜松漿果、葡萄柚、迷迭香等11種
強化輕盈感的天然元素，分子極細吸收快速
天天塗抹，惱人的負擔感明顯少很多呢。

使用方式：
每日早晚各一次，取5-10滴精油
均勻塗抹於需要的身體部位即可。

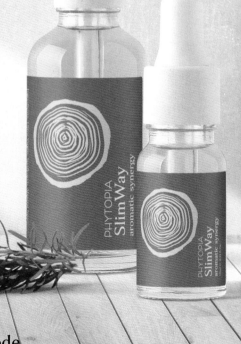

PHYTOPIA

掃描 QRcode
輸入優惠碼 Gwood 滿2999現折199元。